Die Kladde
Gesundheit und Pflege

Eingangsstufe

CLAUDIA BIGNION

Über die Autorin:

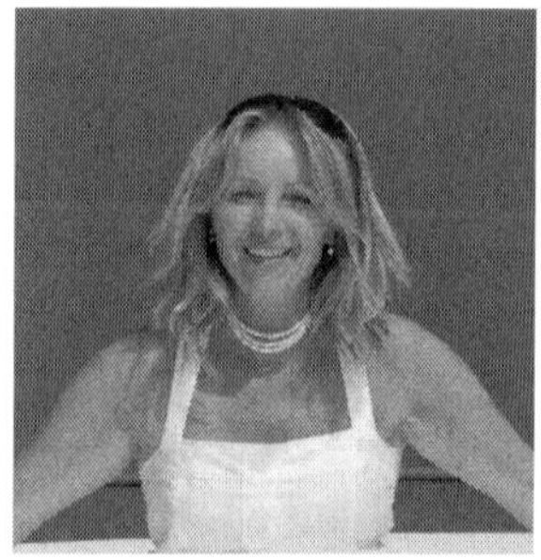

Claudia Bignion wurde 1960 in Düsseldorf geboren. Sie hat einen „Bachelor of Science Degree" in Dental Hygiene, ist Ärztin für Notfallmedizin und arbeitet als Oberstudienrätin an der Mettnau Schule in Radolfzell, mit Schwerpunkt im Fach *Gesundheit* im Gymnasium für Gesundheit (SGG).

Sie besucht regelmäßig die Lehrerfortbildungen der Landesakademie Esslingen für das Profilfach „Gesundheit und Pflege", um sich aus erster Hand bei der Lehrplankommission über die Inhaltsschwerpunkte zu informieren und diesen in ihren Büchern besondere Aufmerksamkeit zu widmen.

Bücher von Claudia Bignion:

- *Gesundheit und Pflege, Jahrgangsstufe 1*
- *Gesundheit und Pflege, Jahrgangsstufe 2*
- *Medizinische Fachbegriffe, ein Vokabelheft*
- *Acht Regeln für das perfekte Fazit*
- *Der Papst und der menschliche Körper, Disseretation*
- *Alzheimer mit Leidenschaft, vom Wissen zum wohlbefinden*
- *Fehler, Frust, Freitod, Analyse einer Notärztin*
- *Rette mich! Mini-Ratgeber für rettungsgerechtes Wohnen.*

Bibliographische Information der Deutschen Nationalbibliothek:
Die Deutsche Nationalbibliothek verzeichnet diese Publikation in der deutschen
Nationalbibliographie; detaillierte bibliographische Daten sind im Internet über
http://dnb.dnb.de abrufbar.

Bignion, Claudia
Die Kladde, Eingangsstufe

1. Auflage, September 2013
2. Auflage, August 2014
3. Auflage, Februar 2016
4. Auflage, Juni 2017
5. Auflage, Februar 2018

Cover Foto: shutterstock
Photograph: Stefan Härtlein
Lektorat: Klaus Wieland
Abb. Vorwort: www.clker.com
Verlag: CreateSpace Independent Publishing Platform

Inhaltsverzeichnis

Vorwort

Lernen ist sexy
Sie halten ein besonderes Lehrbuch in den Händen. Kompaktinformationen leicht und gut verstaubar und komplette Lehrplaninhalte leicht und gut verdaubar. Eselsbrücken und Beispiele aus dem Alltag, nach dem Motto:
„Vom Bekannten zum Unbekannten“, dienen als Verständnishilfen.

Wer möchte, kann sich die Empfehlungen zu weiterführender Literatur, zu Abbildungen und zu YouTube Videos zu Gemüte führen.

Ihr Erfolg ist meine Freude!

Ihre Dr. med. Claudia Bignion

www.bignion.eu
Hier sind Wünsche, Kommentare und weiteres Feedback willkommen.

Wenn Lernen
zum puren Genuss
wird,
dann . . .

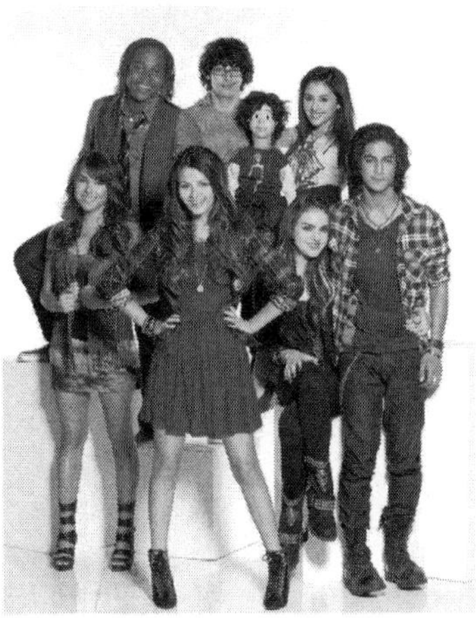

Lehrplaneinheit 1: Dimension von Gesundheit und Krankheit

1.1 Gesundheit und Gesundheitsmodelle

Ein Modell dient zur Reduzierung der Komplexität der Realität, z. B. das Bohr´sche Atommodell. Ein häufiger Trugschluss ist, dass ein Modell mit der Realität gleichgesetzt wird.

1.1.1 WHO-Definition von Gesundheit

„Zustand vollkommenen körperlichen, geistigen und sozialen Wohlbefindens und nicht allein das Fehlen von Krankheit und Gebrechen". (1948).

1.1.2 Subjektive Konzepte

In Alltagskonzepten medizinischer Laien wird Gesundheit in vielen Facetten beschrieben.
Z. B. die allgemeine Handlungs- und Bewältigungsfähigkeit, die Leistungsfähigkeit im Beruf und im Sport, Kraft und Energie auf körperlicher und seelischer Ebene und Harmonie zwischen Mensch und Umwelt.

Subjektive Theorien beschreiben

- das Wesen bzw. Art der Krankheit
- die Verursachung der Krankheit und
- die Beeinflussbarkeit und Prognose.

Subjektive Theorien dienen

- der Situationsdefinition;
  z. B. Ich weiß warum ich eine Blasenentzündung habe

- der nachträglichen Erklärung eingetretener Ereignisse;
  z. B. Ich habe eine Blasenentzündung, weil ich mich auf den kalten Stein gesetzt habe (ist natürlich medizinisch falsch, Blasenentzündungen sind bakteriell bedingt.)

- der Vorhersage zukünftiger Ereignisse;
  z. B. Wenn ich mich das nächste Mal auf den kalten Stein setzte, bekomme ich wieder eine Blasenentzündung

- der Steuerung der Handlung des Patienten;
  z. B. Nie wieder setzte ich mich auf einen kalten Stein

- der Stabilisierung und Optimierung des Selbstwertgefühls;
  z. B. Ich hab´s im Griff. Ich weiß bestimmt, dass ich eine Blasenentzündung bekomme, wenn ich mich auf einen kalten Stein setze.

1.1.3 Salutogenetisches Modell

Salutogenese ist die Wissenschaft von der Erhaltung der Gesundheit. Der israelisch-amerikanische Medizinsoziologe Aaron Antonovsky (1923 – 1994) prägte diesen Ausdruck in den 1970er Jahren im Gegensatz zum Begriff der Pathogenese, also der Entstehung von Krankheiten. Nach dem Salutogenetischen Modell ist Gesundheit nicht als Zustand, sondern als Prozess zu verstehen:

- Gesundheits-Krankheits-Kontinuum — Menschen sind nicht eindeutig krank oder gesund
- Krankheit ist eine normale Erscheinung, Gesundheit muss immer wieder hergestellt werden. Hierzu dienen Ressourcen: physische-, materielle-, soziale-, soziokulturelle-, psychische- und personale Ressourcen
- Stress bestimmt über Krankheit bzw. Gesundheit. Unterscheidung zwischen physiologischen Stressoren z. B. Schmerzen; biochemischen Stressoren, z. B. Vitaminmangel und psychischen Stressoren, z. B. *daily hassles* (alltägliche Ärgernisse).

Ziel des Modells: Selbstverantwortung und Selbstständigkeit fördern.

1.1.4 Biomedizinisches Modell

Dieses Krankheitsmodell geht davon aus, dass Krankheiten nur dann entstehen können, wenn die biologischen Funktionen des Körpers gestört sind; z. B. wenn Insulin produzierende Zellen zerstört sind, entsteht Diabetes mellitus.
Es unterscheidet folgende Noxen (Schadstoffe):

- chemische (z. B. Säure)
- physikalische (z. B. Hitze, Strahlen, Gewalteinwirkung)
- biologische (z. B. Bakterien, Viren).

Kausalität: Es gibt nur eine Ursache. Multifaktorielle Ursachen sowie psychische Krankheiten werden in diesem Modell nicht in Betracht gezogen.
Der Mensch wird als nicht selbstständig verantwortlich gesehen.
Prävention wird vernachlässigt.
Der Arzt in der Rolle der Machtposition ist der Heiler.
Die Therapie führt entweder zur Heilung, zur Defektheilung oder zum Tod.

Dieses Modell gilt als veraltet.

1.1.5 Biopsychosoziales Modell

In diesem Krankheitsmodell werden für die Krankheitsentstehung drei Faktoren berücksichtigt.

- „Bio“ steht für körperlich (siehe Biomedizinisches Modell)
- Psycho steht für seelische Vorgänge, z. B. Belastung durch Tod eines Angehörigen, Scheidung der Eltern oder Mobbing am Arbeitsplatz
- Soziale Faktoren, z. B. Vereinsamung oder fremde Wohnumgebung bei Migration, bilden den dritten Faktor.

1.2 Die Gesundheit beeinflussende Faktoren

1. Biologisch: Genetische Disposition (Anfälligkeit): z. B. für Erkrankungen wie Mamma Karzinom (Brustkrebs), Diabetes mellitus, arterielle Hypertonie und Schizophrenie.
2. Biologisch: Ernährung: Empfohlen werden z. B. ca. 2 Liter Wasser/Tag und eine ballaststoffreiche Ernährung mit Vollkornprodukten und Salat zur Stuhlregulierung. Eine vitamin- und mineralstoffreiche Ernährung mit Obst und Gemüse dient der Stärkung der körpereigenen Immunabwehr. Eine kalziumreiche Ernährung dient der Stärkung der Knochen und eine Ernährung mit essentiellen Aminosäuren dem Aufbau körpereigener Proteine.
3. Psychisch: Stress: Adrenalin und Cortisol sind Stresshormone. Sie verändern die Glukose Verwertung, den Mineralhaushalt und die Fettverteilung im Körper. Weiterhin schwächen sie das Immunsystem und bedingen eine erhöhte Infektanfälligkeit.
4. Sozial: Isolation, Mobbing.

1.3 Sucht

Definition: Sucht ist die umgangssprachliche Bezeichnung für die Abhängigkeit von einer Substanz oder einem Verhalten. Der Betroffene hat keine Selbstkontrolle mehr. Er steht unter dem Zwang, mit Hilfe von bestimmten Substanzen (z. B. Alkohol) oder bestimmten Verhaltensweisen (z. B. Glücksspielen), belastende Gefühle zu vermeiden. Unterschieden wird in sogenannte substanzbezogene und verhaltensbezogene Abhängigkeiten. Sucht ist als Krankheit anerkannt. Renten- und Sozialversicherungsträger übernehmen die Behandlungskosten.

Psychische Abhängigkeit:

Drang, sich die Substanz zu beschaffen und einzunehmen. Am Anfang soll das Wohlbefinden erreicht werden, später geht es nur noch darum die Entzugserscheinungen zu vermeiden.

Physische Abhängigkeit:

Der Körper stellt den Stoffwechsel auf die Zufuhr der Substanz ein. Eine Gewöhnung führt zur Dosiserhöhung. Das Weglassen der Substanz führt zu Entzugssymptomatik.

Ursachen:[1]

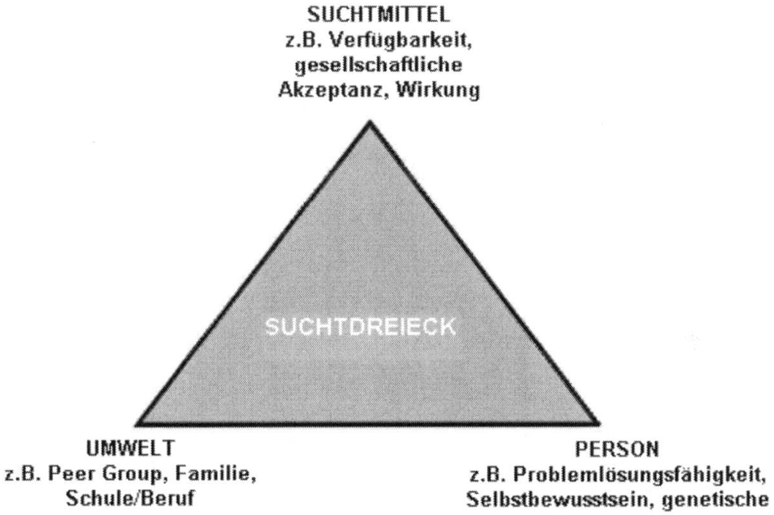

[1] Urheber: Stefan Didam. https://de.wikipedia.org/wiki/Datei:Suchtdreieck.jpg. Letzter Zugriff: 21.6.2017

Symptome:
Interessenverlust, Gleichgültigkeit, ängstliche Unruhe, Spannung, Schwitzen, Übelkeit, Gewichtsverlust, Schlafstörungen, Selbstmordgedanken, Kriminalität.

Therapie:
Kontakt- und Motivationsphase → Entgiftungsphase → Entwöhnungsphase → Nachsorge- und Rehabilitationsphase.

Folgen:

- Körperliche Folgen: Organschäden, Gleichgewichtsstörungen, Lähmungen
- Soziale Folgen: Kündigung, Isolation, Scheidung
- Psychische Folgen: Ängste, Depressionen, Antriebslosigkeit, Aggressivität, Konzentrationsstörungen, Suizidgedanken.

1.3.1 Drogen

Drogen sind Substanzen, die auf das zentrale Nervensystem einwirken, und so in die natürlichen körperlichen Vorgänge eingreifen. Dabei können sie die Wahrnehmung von Sinneseindrücken, Gefühlen und Stimmungen beeinflussen. **Drogen haben eine Wahrnehmungs- und Bewusstseinsverändernde Wirkung**.
Die Weltgesundheitsorganisation (WHO) definiert **jede Substanz als Droge, „die in einem lebenden Organismus Funktionen zu verändern vermag"**. Mit diesem erweiterten Drogenbegriff bezieht die WHO neben Cannabis, Kokain, Opiaten, Halluzinogenen,

Tabak, Schmerzmitteln, Stimulantien, Schlaf- und Beruhigungsmitteln auch Alltagsdrogen wie zum Beispiel Alkohol, Kaffee und Tee mit ein.[2]

1.3.2 Digitale Medien

Im digitalen Vorreiterland Südkorea sind die Zahlen zur Smartphone-Sucht innerhalb eines Jahres alarmierend gestiegen: Von etwas mehr als 10 % auf knapp 20 % bei 10 bis 19-jährigen. In Südkorea versuchte der Staat mit der Kampagne 1-1-1 gegenzusteuern, die Jugendlichen sollen an einem Tag in der Woche einmal das Smartphone für eine Stunde ausschalten. Die südkoreanische Regierung schätzt, dass bis zu 30 % der unter 18-Jährigen zur Risikogruppe gehören. Um gegen das Problem anzugehen, bieten jetzt in über 200 Therapiezentren und Krankenhäusern mehr als 1000 psychologische Betreuer - geschult in Internetsucht - den Betroffenen kostenlose Behandlungen an. Auf diese südkoreanischen Zustände entwickeln wir uns zu. Das belegen die Ergebnisse des BLIKK - Projektes: „Mehr als 60% der 9 – 10-jährigen Kinder können sich weniger als 30-Minuten ohne Nutzung von digitalen Medien beschäftigen."[3]

---

[2] http://www.kmdd.de/jugendliche-was-genau-sind-drogen.htm. Letzter Zugriff: 14.6.2017.

[3] https://www.diagnose-funk.org/themen/digitale-medien/digitale-medien-sucht. Letzter Zugriff: 14.6.2017. (Gute Tipps zu weiterführender Literatur.)

1.4 Gesundheitsförderung

Definition: Health promotion; umfasst Maßnahmen und Aktivitäten, mit denen die Stärkung der Gesundheitsressourcen und -potenziale der Menschen erreicht werden soll.
Analytisch unterscheiden Hurrelmann, Klotz und Haisch[4] die Interventionsformen *Prävention* und *Gesundheitsförderung* folgendermaßen: Sowohl Krankheitsprävention und Gesundheitsförderung wollen einen Gesundheitsgewinn erzielen, aber auf unterschiedliche Weise. Bei der Krankheitsprävention soll der Gesundheitsgewinn durch das Zurückdrängen von Krankheitslast erzielt werden, bei der Gesundheitsförderung durch die Stärkung von Gesundheitsressourcen. Dem entsprechend richtet die Prävention ihren Fokus vor allem auf Risikofaktoren für Krankheit, die Gesundheitsförderung aber vor allem auf gesunderhaltende Schutzfaktoren. Die beiden Interventionsformen können als ergänzend verstanden werden.

Gesundheitsberatung, Gesundheitsaufklärung, Gesundheitserziehung und Gesundheitsbildung sind Handlungsfelder der Gesundheitspädagogik und Methoden der Prävention und Gesundheitsförderung. Alle zielen darauf ab, Krankheiten zu verhüten und/oder die Gesundheit zu fördern.[5]

---

[44] Hurrelmann, Klotz, Haisch; Prävention und Gesundheitsförderung, Bern, 2014, S. 17.

[5] Handlungsbereich 4 der Ottawa Charta: „Entwicklung persönlicher Kompetenzen".

1.4.1 Resilienz

Definition: In der Psychologie ist Resilienz die Widerstandsfähigkeit der Seele.

Fakten:

- Resilienz ist nicht angeboren, sondern erlernbar.
- Resilienz kann mit der Zeit und unter verschiedenen Umständen variieren
- Kein Mensch ist immer gleich widerstandsfähig
- Die Wurzeln für die Entwicklung von Resilienz liegen einerseits in der Person des Menschen, andererseits in seiner Lebensumwelt.

Es gibt Kinder, die unter außerordentlich schlechten Bedingungen aufwachsen und sich – entgegen aller Erwartungen – erstaunlich positiv entwickeln. Folgende Faktoren wirken sich stärkend auf die Resilienz aus:

- eine stabile, emotional-positive Beziehung zu mindestens einer Bezugsperson, aufgrund derer das Kind ein sicheres Bindungsmuster entwickeln kann (z. B. Oma hat immer Vorgelesen)
- ein Erziehungsstil, der durch Wertschätzung und Akzeptanz dem Kind gegenüber, sowie durch ein unterstützendes und strukturierendes Erziehungsverhalten gekennzeichnet ist
- kompetente und fürsorgliche Erwachsene außerhalb der Kernfamilie, die als positive Rollenmodelle dienen, Mut zusprechen und vorleben, wie man Krisensituationen im Alltag bewältigt (z. B.
  Großeltern, Freunde, Lehrer)
- positive Kontakte zu Gleichaltrigen
- wertschätzendes Klima in Bildungseinrichtungen.

Beispiel:
Der Drogenkonsum bei Jugendlichen ist in über 90 % eine passagere Erscheinung. Bei guter Resilienz ist diese Phase nach ca. 2 – 3 Jahren wieder vorbei. (Medizinische Psychologie, Uni Heidelberg, Ullrich-Kleinmanns, Jungabele, Weinhold, Verres).

Empfehlung: https://www.gooding.de/organization/rebound-programm-fuer-soziales-lernen-1313

1.4.2 Ansätze zur Gesundheitsförderung

Setting Ansatz

Definition 1: Soziales System, das eine Vielzahl von Umwelteinflüssen auf eine bestimmte Personengruppe umfasst.

Definition 2: System, in dem die Bedingungen von Gesundheit und Krankheit gestaltet werden können.
Settings sind die Basis für die praktische Anwendung von Maßnahmen, Projekten und Prozessen zur Organisationsentwicklung der Gesundheits-förderung.
Durch ihre Organisationsstruktur und ihre sozialen Gefüge haben Settings einen entscheidenden Einfluss auf die dazugehörigen Individuen und Statusgruppen.
Beispiele für Settings sind: Stadt, Stadtteil, Kommune, Betrieb bzw. Unternehmen, Krankenhaus, ambulante Praxis, Pflegeeinrichtung, Familie, Kindertageseinrichtung, Schule und Hochschule.[6]

---

[6] http://www.gesundheitsfoerdernde-hochschulen.de/B_Basiswissen_GF/B2_Setting-Ansatz.html. Letzter Zugriff: 14.6.2017.

Empowerment

Der Begriff *Empowerment* entstammt der amerikanischen Gemeindepsychologie und wird mit dem Sozialwissenschaftler Julian Rappaport (1985) in Verbindung gebracht.

Empowerment wird im medizinischen Alltag mittlerweile häufig verwendet. Über 90 % von befragten Fachpersonen konnten die Bedeutung jedoch in der deutschen Sprache nicht verständlich bzw. korrekt erklären. Um diesen Begriff im allgemeinen Sprachgebrauch klarer zu deklarieren, hat eine Arbeitsgruppe in Wien eine einfache, zusammenfassende **Definition** erstellt: „Empowerment ist die Förderung der Fähigkeit für selbständiges und selbstbestimmtes Handeln". Dieses wird durch Ressourcenförderung, Motivation und Partizipation des Patienten erreicht.[7]

- Ressourcenförderung: Der Patient, der sich noch bücken kann, soll sich auch noch selber Bücken. Ein heruntergefallener Gegenstand soll von der Pflegekraft NICHT für ihn aufgehoben werden.
- Motivation: Diese kann z. B. durch Lob erreicht werden und durch das Schaffen von Erfolgserlebnissen.
- Partizipation: Patienten nehmen an den Aktivitäten des täglichen Lebens teil. Mitmachen statt zuschauen.

[7] https://de.wikipedia.org/wiki/Empowerment. Letzter Zugriff: 31.1.2017.

1.5 Prävention

Gesundheitsförderung	Prävention
Salutogenetisch ausgerichtete Methoden, welche Kompetenzstärkung und Gesundheitsförderung beinhalten	**Verhaltensorientierte risikofaktorenbezogene Methoden der Krankheitsvermeidung**
<u>Gesundheitsberatung</u> • Ärztliche Gesundheitsberatung • Gesundheitsbezogene Institutions- und Politikberatung.	<u>Gesundheitsaufklärung</u> • Aufklärungskampagnen zu Impfungen und zur AIDS-Prävention.
<u>Gesundheitsbildung</u> • Gesundheitsbildungsangebote der VHS • Disease-Management-Programme für Patienten mit: Asthma bronchiale, Brustkrebs, Koronarer Herzkrankheit (KHK), Chronisch obstruktiven Lungenerkrankungen (COPD), Diabetes mellitus.	<u>Gesundheitserziehung</u> • Zahnprophylaxe • Verkehrserziehung • Sexualerziehung.

Prävention und Gesundheitsförderung[8]

Der Begriff *primäre Prävention* wird im Entwurf des Präventionsgesetzes definiert und bezeichnet die Vorbeugung des erstmaligen Auftretens einer Erkrankung, z. B. Karies, Polio (Kinderlähmung) oder FSME (Früh-Sommer-Meningo-Encephalitis). Sie soll den Menschen helfen, gesund alt zu werden. Zudem erhoffen sich die Träger der Sozialversicherung (dies sind u.a. die gesetzliche Krankenversicherung, die gesetzliche Rentenversicherung und die soziale Pflegeversicherung) von konsequent betriebener Primärprävention eine Reduzierung der Krankheitsbehandlungs- und Pflegekosten.

Die *sekundäre Prävention* umschreibt Ulrich Bleidick als Früherkennung von Krankheiten im Kindesalter, z. B. Hör- und Sehbehinderung oder geistige Behinderung. Reichmann führt darüber hinaus die Vorsorgeuntersuchungen im Kleinkindalter (U7 – U9), die Verwendung von Screening – Methoden (Suchtests) und die anleitende pädagogische Unterstützung von Erziehern und Eltern in der Grund- und Regelschule an.

Bleidick beschreibt die *tertiäre Prävention* als Verhinderungsprophylaxe weiterer Schäden. Hier finden die Diagnostik und Therapie lernbehinderter Kinder statt. Sie sollen psychisch stabilisiert und rehabilitiert werden. Ein weiterer Aspekt der tertiären Prävention ist die Verhütung von Folgebehinderungen z. B. Verhaltensstörungen.

---

[8] http://www.gesundheitsfoerdernde-hochschulen.de/Bilder/G/G10/Abb.02_klein.jpg. Letzter Zugriff: 14.2.2016.

1.6 Therapieformen

Fallbeispiel: Kolo-Rektales-Karzinom (Dickdarmkrebs).

1. Operativ: Hemicolektomie (Entfernung der Hälfte des Dickdarms).
2. Medikamentös: Chemotherapie, Antikörper, Schmerztherapie.
3. Physikalisch: Entspannungsmassage.
4. Psychotherapeutisch: Gesprächstherapie bei Depression, wenn das Karzinom als unheilbar gilt oder bei Rezidivangst.
5. Pflegerisch: Kostaufbau nach der Operation, Mobilisierung des Patienten, Verbandwechsel.

Evidenz basierte Therapie

Auf empirische Belege gestützte Heilkunde. Klinische Studien dienen z. B. der experimentellen Prüfung eines Behandlungsverfahrens. Daraufhin erfolgt ein gewissenhafter und umsichtiger Gebrauch der aktuellen medizinischen Erkenntnisse zur individuellen Behandlung eines Patienten durch den Arzt.

Leitlinien

- S1: von einer Expertengruppe im informellen Einvernehmen erarbeitete Leitlinie, ohne geschlossene dokumentierte Beleglage zur möglichen Evidenz (Plausibilität).
- S2: eine formale Konsensfindung oder eine formale Evidenz-Recherche hat stattgefunden.
- S3: Leitlinie mit allen Elementen einer systematischen Entwicklung unter Berücksichtigung von Logik, Outcome-

Analyse, Bewertung der klinischen Relevanz wissenschaftlicher Studien und regelmäßiger Überprüfung, mit Verweisen auf eine detaillierte und geschlossene dokumentierte Beleglage.

Beispiele:

- Therapie bei Typ 2 Diabetes: geringe Kohlenhydratzufuhr und Prävention der Adipositas (Fettleibigkeit)
- Therapie bei KHK (Koronarer Herzkrankheit) geringe Fettzufuhr und Bewegung.

Empfehlung:
http://www.dge.de/modules.php?name=St&file=w_leitlinien

1.7 Rehabilitation (Reha)

1. Medizinische Rehabilitation

   Leistungen der medizinischen Rehabilitation erfolgen durch Ärzte. Sie können auch durch Zahnärzte, Krankenschwestern, Physiotherapeuten, Ergotherapeuten und Psychotherapeuten erfolgen, soweit deren Leistungen unter ärztlicher Aufsicht oder auf ärztliche Anordnung ausgeführt werden. Wenn ambulante Reha-Maßnahmen nicht möglich sind, ist eine stationäre Rehabilitation indiziert.

1. Soziale Rehabilitation

   Behinderte und von Behinderung bedrohte Menschen haben neben den Leistungen zur medizinischen Rehabilitation Anspruch auf soziale Rehabilitation, mit dem Ziel ein Leben in der Gemeinschaft zu ermöglichen und unabhängig von der Pflege zu sein. Heilpädagogischen Leistungen fördern die Verständigung und geben Hilfestellung zur Teilhabe am gemeinschaftlichen und kulturellen Leben. Die betreuten Personen sollen lernen Beziehungen aufzunehmen und verantwortlich zu handeln, sowie Aufgaben zu übernehmen und dabei Sinn und Wert erfahren.

2. Berufliche Rehabilitation

   Menschen, die länger als sechs Monate erkrankt waren, haben einen Anspruch auf Hilfen zur beruflichen Rehabilitation. Die Erkrankungen können körperlicher, geistiger und seelischer Art sein. Leistungen der beruflichen Rehabilitation sollen die Arbeitsfähigkeit erhalten, verbessern oder wiederherstellen. Ein Beispiel ist das Hamburger Modell, das eine stundenweise Wiedereingliederung in den Beruf ermöglicht.

Grundsatz:	**Reha vor Pflege**
	Reha vor Rente

Selbsthilfegruppen

Selbsthilfegruppen sind selbstorganisierte Zusammenschlüsse von Menschen, die ein gleiches Anliegen haben und gemeinsam etwas bewirken möchten. Typische Probleme sind der Umgang mit chronischen oder seltenen Erkrankungen, mit Lebenskrisen oder belastenden sozialen Situationen. Beispiele: Anonyme Alkoholiker, Parkinson Selbsthilfe, Mukoviszidose Selbsthilfe, Multiple Sklerose Selbsthilfe uva..

1.8 Pflege

Pflege ist in verschiedene Bereiche eingeteilt: Krankenpflege, Kinderkrankenpflege, Altenpflege und häusliche Pflege.

1.8.1 Selbstpflege

Die US-amerikanische Krankenschwester Dorothea Orem entwickelte die Theorie der Selbstpflege. Im Jahre 1971 veröffentlichte sie das Buch "Nursing Concepts of Practice". Unter Selbstpflege versteht Orem alle gezielten und bewussten Handlungen die ausgeübt werden, um Gesundheit und Wohlbefinden zu erlangen, erhalten oder wiederherzustellen. Diese Tätigkeiten können selbst oder von Dritten ausgeführt werden.

1.8.2 Laienpflege

Laienpflege ist die Erbringung von Pflegehandlungen durch Personen, die keine entsprechende berufliche Ausbildung haben. Sie wird durch Personen aus dem Familien-, Freundes- oder Bekanntenkreis des Patienten erbracht und basiert nicht auf materiellen bzw. finanziellen Zuwendungen. Der Begriff „Laienpflege“ wurde inzwischen durch die Bezeichnung „Informelle Pflege“ ersetzt, da medizinisch geschultes Personal ebenso Pflegehandlungen im Familien-, Freundes- oder Bekanntenkreis durchführt, die nicht auf materiellen bzw. finanziellen Zuwendungen basieren.

1.8.3 Professionelle Pflege

Professionelle Pflege unterscheidet sich von Laienpflege dadurch, dass sie auf einer Wissensbasis beruht. Diese ist theoretisch überlegt, systematisch beschrieben, begründet und nachvollziehbar. Pflegestandards sind ein wichtiges Element der Qualitätssicherung in der professionellen Pflege. Seit 1984 ist die Bedeutung von Pflegestandards für die Pflegequalität von der Weltgesundheitsorganisation (WHO) definiert.
Der Weltbund der professionell Pflegenden ist der „International Council of Nurses" (ICN). In seiner Präambel werden fünf grundlegende Aufgaben zum Ziel gesetzt:

1. Gesundheit zu fördern
2. Krankheit zu verhüten
3. Gesundheit wiederherzustellen
4. Leiden zu lindern
5. Achtung vor dem Leben und vor der Würde des Menschen zu haben.

Empfehlung: http://de.wikipedia.org/wiki/Pflegestandard

1.8.4 Metaparadigmen der Pflege

Ein Paradigma ist eine grundsätzliche Denkweise. Im engeren Sinne ist es eine bestimmte Lehrmeinung oder Weltanschauung. Die Erneuerung eines Paradigmas durch moderne Erkenntnisse heißt Paradigmenwechsel.

<u>Beispiel:</u> Vor 50 Jahren stand in der Pflege die Therapie von Krankheiten im Vordergrund. Heute fokussiert sich die Pflege mehr auf die Gesunderhaltung der Patienten.

Das Metaparadigma repräsentiert den breitesten Konsens einer Disziplin. Theorien, Modelle und Konzepte werden aufgrund dieses gemeinsamen Nenners beurteilt. Das Metaparadigma in der Pflege hält die Pflegenden dazu an, zusätzlich zu der körperlichen Pflege, die Seele und den Geist des Patienten und seine Interaktion mit der Umwelt zu berücksichtigen. Dies wird als ganzheitliche Pflege bezeichnet.

Die meisten Pflegeautoren wenden das Metaparadigma der Pflege auf ihre selbst entwickelten Pflegemodelle zu folgenden Aspekten an:

1. Mensch
2. Umgebung
3. Gesundheit und Krankheit
4. Pflege.

1.9 Pflegetheoretische Modelle

Afaf Meleis, geb. 1942, Professorin für Pflegewissenschaften, hat die Pflegetheoretischen Modelle in das Bedürfnismodell, das Interaktions- und das Pflegeergebnismodell eingeteilt.

1.9.1. Bedürfnismodell

Dorothea Orem, 1957

Zugrundeliegende Theorie: Selbstpflegedefizit.

1. Mensch
   Der Mensch hat abhängig von seinem Alter, Entwicklungsstand und Gesundheitszustand, bestimmte Grundbedürfnisse, die er in der Regel selbstständig erfüllen will.
2. Umgebung
   Orem macht kaum Aussagen zum Einfluss der Umweltbedingungen.
3. Gesundheit und Krankheit
   Gesundheit ist von der Selbstpflegefähigkeit abhängig. Krankheit oder Behinderung schränken die Selbstpflegekompetenz ein.
4. Pflege
   Der Bedarf an Selbstpflege wird in drei Stufen unterteilt, vollständig kompensatorisch (ausgleichend), teilweise kompensatorisch und unterstützend-erzieherisch.

Werk: „Dorothea Orem. Selbstpflege- und Selbstpflegedefizit-Theorie.“ [9]

[9] Empfehlung: http://www.dpv-online.de/pdf/agergeb/Orem.pdf

Nancy Roper, 1976

Zugrundeliegende Theorie: Verschiedene amerikanische Pflegetheorien.

1. Mensch
   Ziel ist es, die maximale Unabhängigkeit bei jeder Lebensaktivität zu erreichen.
2. Umgebung
   Die Umgebung beeinflusst den Menschen durch physiologische, psychologische, soziokulturelle und politisch-ökonomischen Faktoren.
3. Gesundheit und Krankheit
   Das Niveau der Gesundheit wird durch den Status der Selbstverwirklichung und Unabhängigkeit definiert.
4. Pflege
   Pflege unterstützt bei der Problemlösung, Handhabung und Prävention von Einschränkungen der Lebensaktivitäten. In die persönliche Lebensgestaltung darf die Pflege nur eingreifen, wenn dies aufgrund gesundheitlicher Probleme unvermeidbar ist.

Werk: „Elemente der Krankenpflege."

Monika Krohwinkel, 1993

Zugrundeliegende Theorie: Weiterentwicklung des Bedürfnismodells.

1. Mensch
   Der Mensch ist sowohl Pflegender, als auch Pflegebedürftiger. Er ist ein einheitliches Ganzes, mit seinem eigenen Ichbewusstsein (Identität) und seiner Rechtschaffenheit (Integrität). Er hat das Potential sich zu entwickeln und sich selbst zu verwirklichen.
2. Umgebung
   Der Mensch lebt in einer Wechselbeziehung zu seiner Umwelt.
3. Gesundheit und Krankheit
   Gesundheit und Krankheit sind dynamische Prozesse, die vom Pflegenden entweder als Fähigkeit oder als Defizit interpretiert werden können. Wohlbefinden ist ein subjektiv empfundener Teil der Gesundheit.
4. Pflege
   Pflege soll die Fähigkeiten der pflegebedürftigen Person erhalten oder zur Wiedererlangung früher beherrschter Fähigkeiten führen, um die Unabhängigkeit des Gepflegten zu erreichen.

Werk: „Rehabilitierende Prozesspflege am Beispiel von Apoplexiekranken. Fördernde Prozesspflege als System.“

1.9.2 Interaktionsmodell

Hildegard Peplau, 1952

Zugrundeliegende Theorie: Zwischenmenschliche Beziehungen in der Pflege.

1. Mensch
   Der Mensch lebt in einem instabilen physiologischen, psychologischen und sozialen Gleichgewicht.
2. Umgebung
   Die Umgebung (Mikrokosmos) beinhaltet sämtliche Bezugspersonen und zwischenmenschliche Beziehungen innerhalb welcher der Pflegebedürftige sich bewegt.

3. Gesundheit und Krankheit
   Gesundheit ist auf ein kreatives, aktives, nützliches und leistungsfähiges persönliches Leben und das Gemeinschaftsleben ausgerichtet. Krankheit ist ein Symptom körperlicher und seelischer Überlastung.
4. Pflege
   Die Pflege ist ein Prozess, der dem Patienten die Kraft zur Entwicklung gibt. Er kann als erzieherische Maßnahme eingesetzt werden.

Werk: „Zwischenmenschliche Beziehungen in der Pflege."

1.9.3 Pflegeergebnismodell

Martha Elisabeth Rogers, 1970

Zugrundeliegende Theorie: Theorie des einheitlichen Menschen.

1. Mensch
   Der Mensch wird als Energiefeld verstanden, das mit seinem Umfeld ein Ganzes bildet.
2. Umgebung
   Die Umgebung ist ein unbegrenztes Energiefeld, das sich in einer Wechselwirkung mit dem Menschen befindet.
3. Gesundheit und Krankheit
   Gesundheit und Krankheit sind zwei kulturell definierte Einheiten, die untrennbar miteinander verbunden sind.
4. Pflege
   Die Pflege umfasst die Beschreibung, Erklärung und Vorhersage des weiteren Lebensprozesses. Sie soll den Zusammenhang und die Vollständigkeit des Energiefeldes des Menschen verstärken.

Werk: „An Introduction to the Theoretical Basis of Nursing."

1.10 Pflegeprozess

Definition: Denk- und Ordnungsmodell der professionellen Pflege.

Prozesshaftes Denken ist in der Pflege deshalb wichtig, weil Pflege normalerweise über einen mehr oder weniger langen Zeitraum nötig ist. Nur mit diesem Denken in Entwicklungsprozessen lässt sich der Erfolg von Pflegemaßnahmen beurteilen und entsprechend modifizieren. Sporadische Interventionen sind zwar manchmal notwendig, stellen aber oft für den gesamten Prozess eher unbedeutende Ereignisse dar. Wichtiger ist die langfristige Planung und Verfolgung von bestimmten Zielen bezüglich der Prävention, Rehabilitation und Sekundärprävention.

Das Sechs-Phasen-Modell nach Fiechter / Meier ist das in Deutschland am meisten verwendete Prozessmodell. Die sechs Phasen sind:

1. Informationssammlung (nur zu Beginn: Pflegeanamnese)
    - Physisch (körperlich)
    - Psychisch (seelisch)
    - Sozial (Familie, Beruf).

2. Probleme und Ressourcen beschreiben

    Probleme
    - Tatsächliche aktuelle Probleme
    - Potentiell mögliche Probleme, z. B. Notwendigkeit von Prophylaxen
    - Verdeckte, vermutete Probleme, z. B. Angst.

Ressourcen

- Individuelle Möglichkeiten und Fähigkeiten
- Intrinsische und extrinsische Motivation
- Realisierung durch den Patienten.

3. Pflegeziele festlegen
   - Das Ziel muss realistisch und erreichbar sein
   - Das Ziel muss überprüfbar formuliert werden.
4. Maßnahmenplanung
   - Was? Wie? Wie oft? Wie viel? Womit? Wann? Wer?
   - Vorbereitung, Durchführung, Nachsorge.

5. Pflege durchführen und dokumentieren

6. Evaluation der Pflege
   - Soll/Ist-Analyse
   - Wer überprüft? z. B. Patient, Pflegende, Stationsleitung, Arzt, Verwaltung, Krankenkasse, Heimaufsicht, Medizinischer Dienst
   - Wie wird überprüft? Beobachtung, Befragung, Interview, Pflegebericht, Pflegedokumentation, Abrechnungsbögen, Fragebögen.

Andere gebräuchliche Modelle sind:

- das Vier-Phasen-Modell der WHO, bestehend aus Assessment, Planung, Intervention und Evaluation
- das US-amerikanische Fünf-Phasen-Modell, bestehend aus Assessment, Diagnosephase, Planung, Intervention und Evaluation.[10]

[10] Weiterführende Literatur: Bellmann, Bremer-Roth, Groger, Schlömer; Weiter Wissen Gesundheit, 1. Auflage, S. 417 - 419.

Lehrplaneinheit 2: Organisation des menschlichen Körpers

2.1 Topographie

2.1.1 Lage und Richtungsbezeichnungen

- anterior, vorne – posterior, hinten
- ventral, zum Bauch hin – dorsal, zum Rücken hin
- proximal, zum Rumpf hin – distal, vom Rumpf weg
- cranial, zum Schädel hin – kaudal, zum Steiß hin
- dexter, rechts – sinister, links
- medial, zur Mitte hin – lateral, zur Seite hin.

Klinische Anwendung:

- Distale Radiusfraktur – Bruch der Speiche oberhalb des Handgelenks
- Proximale Radiusfraktur – Bruch der Speiche unterhalb des Ellbogens
- a. p.-Aufnahme beim Röntgen – Strahlengang geht von vorne nach hinten
- Arteria coronaria dextra – rechtes Herzkranzgefäß.

Empfehlung:
http://www.altenpflegeschueler.de/Bilder/image002_0053.jpg

2.1.2 Bewegungsrichtungen

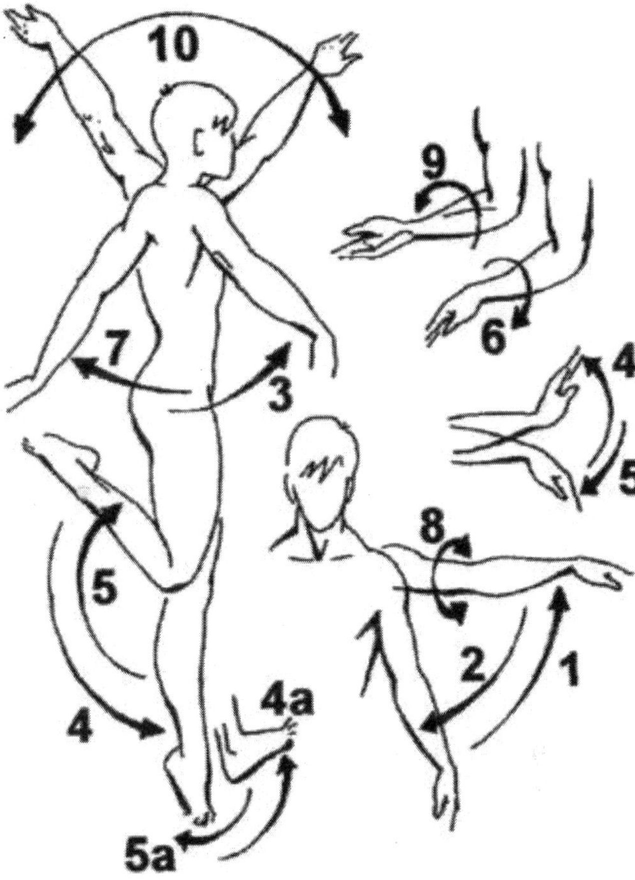

1.Abduk-
tion, 2.Adduktion, 3.Anteversion, 4.Extension, 5.Flexion, 6.Pronation, 7.Retroversion, 8.Rotation, 9.Supination, 10.Zirkumduktion.[11]

[11] http://upload.wikimedia.org/wikipedia/commons/d/d2/Bewegungen_gliedma%C3%9Fen.jpg?uselang=de. Urheber: Klaus Wiemann. Letzter Zugriff: 4.8.2014.

2.1.3 Körperebenen und –achsen

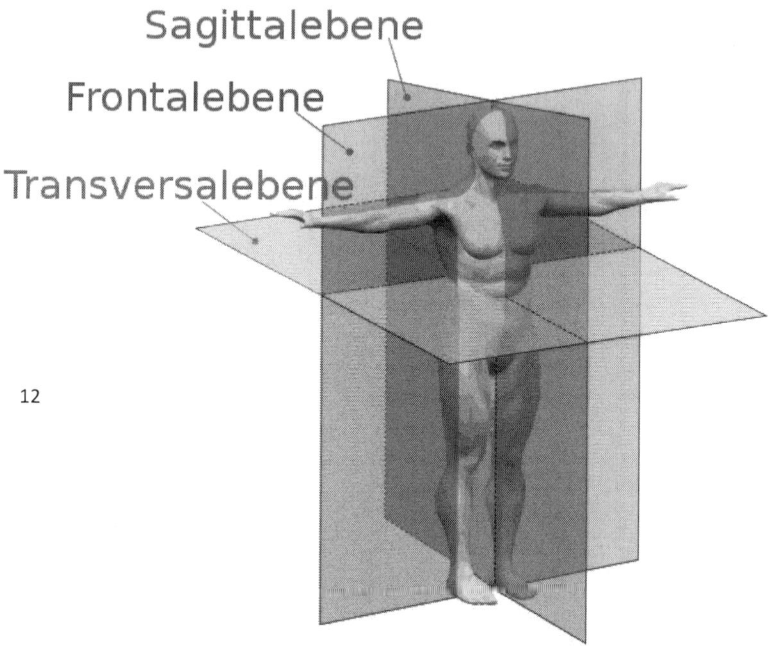

12

- Sagittalebene (sagitta = Pfeil), senkrechte Fläche, die rechte von linker Körperseite trennt
- Frontalebene, senkrechte Fläche, die anterior von posterior trennt
- Transversalebene, waagerechte Fläche durch den Körper.

[12] http://commons.wikimedia.org/wiki/File:Human_anatomy_Koerperebenen.svg?uselang=de

Klinische Anwendung: Betrachtung eines Computertomogramms (CT).

- Sagittalachse, gedachte Linie von anterior nach posterior
- Longitudinalachse, gedachte Linie von cranial nach kaudal
- Transversalachse, waagerechte Linie durch den Körper.

2.2 *Wissenswertes rund um die Zelle*

2.2.1 Lichtmikroskopie

Ein Lichtmikroskop ist ein wissenschaftliches Untersuchungsinstrument, das Objekte durch Einsatz von Linsensystemen optisch vergrößert. Entscheidend für die Fähigkeit eines Mikroskops, Strukturen kleiner Objekte unterscheidbar abzubilden, ist neben dem Kontrast nicht nur die Vergrößerung, sondern auch die Auflösung. Die Vergrößerung errechnet sich durch Stärke des Oculars (Lupe) x Stärke des Objektivs (Sammellinse). Immersion bezeichnet in der Lichtmikroskopie ein Verfahren, bei dem zwischen das Objektiv und das Präparat ein Immersionsöl eingebracht wird. Bei ebay ist ein Lichtmikroskop mit 40x bis 1600x Vergrößerung für ca. € 130 erhältlich.

Empfehlung:
http://rhodesit.min.uni-kiel.de/~pa/pub/ditundat/Raith_Polarisationsmikroskopie.pdf

2.2.2 Elektronenmikroskopie

Mikroskop, welches das Innere oder die Oberfläche eines Objekts mittels Elektronenstrahlen abbilden kann. Eine menschliche Zelle kann auf diese Weise auf die Größe eines Fußballfeldes vergrößert werden. Ein Standort z. B. ist die Pathologie der Universität Heidelberg. Kosten: ca. € 70 000.

Empfehlung: http://www.klinikum.uni-heidelberg.de/Elektronenmikroskop-EM902.105726.0.html

2.2.3 Aufbau der Zelle

Definition: Kleinste funktionsfähige Einheit eines Organismus.

- Zellmembran – begrenzt Zelle
- Zytoplasma – Zellwasser.

Zellorganellen und ihre Aufgaben:

- Nukleus – enthält Chromosomen / Erbinformation (DNA)
- Endoplasmatisches Retikulum – Transport-Kanäle („Venedig")
- Ribosomen – Ort der Eiweißsynthese
- Mitochondrium – Kernkraftwerk / Energiegewinnung (ATP und Körperwärme)
- Golgi-Apparat – Sekret- und Hormonbildung
- Diktyosomen – Transportvesikel für Stoffe, die im Golgi-Apparat gebildet werden
- Lysosom – Auflösung von Abfallstoffen
- Mikrotubuli – mechanische Stabilisierung der Zelle
- Zentriolen (Zentralkörperchen) – Wandern bei der Zellteilung (Mitose) an den Nord- und Südpol.

Empfehlung: siehe Bignion-TV: http://www.youtube.com/watch?v=PnUhaOBkzYs

Die Zelle

[13]

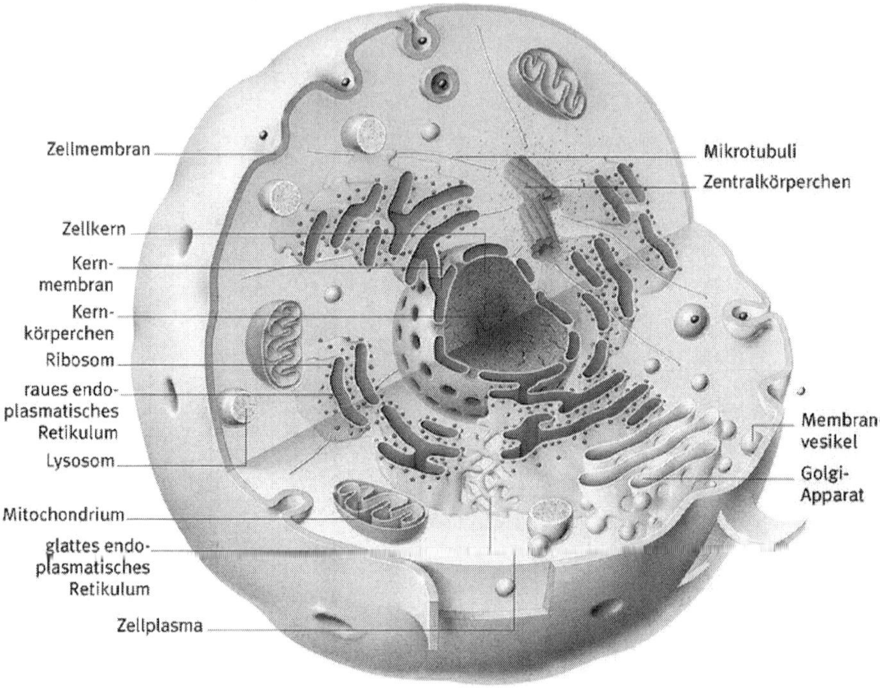

[13] http://commons.wikimedia.org/wiki/File:Aufbau_einer_Tierischen_Zelle.jpg?uselang=de

2.2.4 Procaryoten und Eucaryoten

- Procaryoten sind zelluläre Lebewesen, die keinen Nukleus besitzen, z. B. Bakterien. Die DNA liegt frei im Zytoplasma. Die Zelle eines Procaryoten heißt Procyte.
- Eucaryoten sind alle Lebewesen, die einen Nukleus besitzen. Dies können einzellige und vielzellige Lebewesen sein. Die Zelle eines Eucaryoten heißt Eucyte.

2.2.5 Zelldifferenzierung

Definition: Zellentwicklung aus einer Stammzelle zu jedem möglichen Zelltyp. Die pluripotente Stammzelle ist in der Lage sich zu verschiedenen Zellen zu entwickeln, z. B. Neuron (Nervenzelle), Muskelzelle, Knorpelzelle, Spermium, Drüsenzelle, Schleimhautzelle, Erythrozyt (rotes Blutkörperchen).

Empfehlung: http://www.scheffel.og.bw.schule.de/faecher/science/biologie/molekulargenetik/97differenzi/diff1.jpg

2.2.6 Karyogramm

Definition: Geordnete Darstellung aller Chromosomen einer Zelle. Menschen haben 23 Chromosomenpaare, also 46 Chromosomen. Ein besonderes Paar sind das X und Y Chromosom, die für das Geschlecht des Menschen verantwortlich sind. XX ist eine Frau, XY ist ein Mann.
Empfehlung: http://www.laborlexikon.de/images/Karyogramm-813.JPG

2.2.7 Chromosomen, Ein- und Zweichromatidchromosomen

Die X-förmigen Chromosomen sind aus zwei Chromatiden > < aufgebaut. Diese werden in der Mitte vom Zentromer (wie mit einem Druckknopf) zusammen gehalten. Zentromer nicht mit Zentriolen verwechseln! Ein komplettes Chromosom wird auch als Zweichromatidchromosom bezeichnet. Wenn des Zentromer sich bei der Zellteilung (Mitose) löst, entstehen zwei Chromatiden. Jede einzelne Chromatide wird auch als Einchromatidchromosom bezeichnet. Simpler Sachverhalt, viele Begriffe.

2.2.8 Chromatin

Definition: Material aus dem die Chromosomen bestehen, nämlich DNA (Desoxyribonukleinsäure) und Proteine. Chromatin liegt im Nukleus und ist ein *entspiralisiertes* Chromosom. Stellen Sie sich ein Wollknäuel (Chromosom) vor, das abgewickelt ist (Chromatin).

2.2.9 Gen

Definition: Der DNA-Abschnitt auf einem Chromosom, der ein Protein (z. B. das Hormon Insulin) kodiert.

2.2.10 DNA

Definition: *deoxyribonucleic acid*, Desoxyribonukleinsäure (DNS), Erbsubstanz. Liegt im Nukleus, bei elektronenmikroskopischer Betrachtung, als Doppelhelix vor. §.

Grundstruktur:
:Phosphatrest-Zucker-Base...*Wasserstoffbrücke*...Base-Zucker-Phosphatrest:

Genauere Grundstruktur:
:Phosphatrest-Desoxyribose-Adenin...*Wasserstoffbrücke*...Thymin-Desoxyribose-Phosphatrest:
:Phosphatrest-Desoxyribose-Guanin...*Wasserstoffbrücke*...Cytosin-Desoxyribose-Phosphatrest:

Die Basen sind in Puinbasen und Pyrimidinbasen eingeteilt. Pyrimidinbasen gehen in DNA und RNA Wasserstoffbrückenbindungen mit Purinbasen ein. Zu den Pyrimidinbasen gehören *Cytosin*, *Thymin* und *Uracil*. Uracil liegt in der RNA anstelle von Thymin vor.

Empfehlung: http://4.bp.blogspot.com/-aS1-5W7bPZY/UEhh_Fs8UeI/AAAAAAAAFTU/J7vGSyTaTBI/s320/DNA-Code14.gif

2.2.11 RNA

Definition: *ribonucleic acid,* Ribonucleinsäure (RNS).
Die RNA ist eine einzelsträngige Kopie der DNA.
Funktion: Umsetzung der genetischen Information auf der DNA in körpereigene Eiweiße, z. B. in das Hormon Insulin. Die mRNA, (*messenger RNA*) ist die Kopie von der Information eines Gens, das auf der DNA liegt. Diese wandert zum Ribosom. Dort wird die Information gelesen, woraufhin ein Eiweiß synthetisiert wird. Dieser Vorgang heißt Proteinbiosynthese.

Alltagsbeispiel: In einer Kiste (Nukleus) liegt die Anleitung (DNA) für ein Lego-Auto (Eiweiß). Das Original wird kopiert (mRNA). Die

Kopie wird zum Ribosom (Fließband zur Autoherstellung) gesendet. Dort wird das Auto (z. B. Insulin) zusammengebaut.

Empfehlung: http://upload.wikimedia.org/wikipedia/commons/thumb/f/fd/Difference_DNA_RNA-DE.svg/440px-Difference_DNA_RNA-DE.svg.png

2.2.12 Zellalterung und Telomere

Als Seneszenz (Zellalterung) bezeichnet man das biologische Phänomen, dass die meisten menschlichen Zellen nach einer bestimmten Zahl von Zellteilungen (Mitosen) ihr Wachstum einstellen. Telomere sind die DNA-Sequenzen, die sich am Ende jedes Chromosoms befinden. Im Alter wird das Enzym Telomerase, das normalerweise die Telomere erneuert, immer weniger aktiv, weswegen die Telomere bei jeder Zellteilung kürzer werden, bis der Organismus zu Grunde geht. Hier setzt die Anti-Aging Forschung an.

2.3 Zellzyklus

Der Zellzyklus ist der Kreislauf von Ereignissen in einer eukaryotischen Zelle von einer Zellteilung zur nächsten. Der Zellzyklus besteht im Regelfall aus Interphase und Mitose.

2.3.1 Kontrollierte Zellteilung

Mitose

- Interphase – entspiralisiertes Chromatin liegt im Nukleus
- Prophase – Chromosomen spiralisieren sich aus dem Chromatin.
- Prometaphase – Die Kernmembran löst sich auf, die Zentriolen wandern zu den Polen
- Metaphase – Die Chromosomen ordnen sich an der Äquatorialebene an, die Mitosespindel bildet sich aus
- Anaphase – Die Mitosespindel trennt die Chromosomen am Zentromer und zieht die Chromatiden zu den Polen
- Telophase – Die Zellmembran schnürt sich ein. Es bilden sich zwei Tochterzellen
- Interphase – Die Chromatiden entspiralisieren sich zu Chromatin, die DNA-Replikation beginnt.

Betrachtet man mehrere Zellen unter dem Mikroskop, so befinden sich die meisten in der Interphase, da diese am längsten dauert.

Mitose:

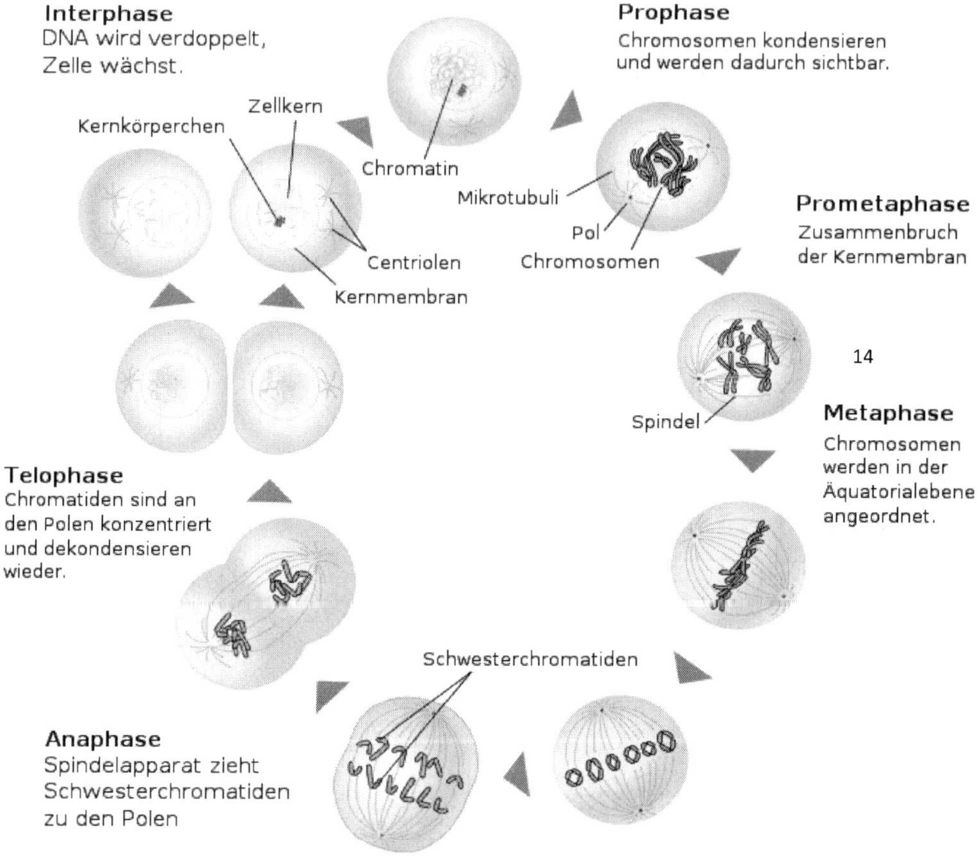

[14] http://commons.wikimedia.org/wiki/File:Schemazeichnung_Mitose.svg?uselang=de. Letzter Zugriff: 4.8.2014.

Meiose

Definition: Reifeteilung. Die Meiose ist eine Reduktionsteilung, bei welcher der diploide Chromosomensatz auf einen haploiden Chromosomensatz aufgeteilt wird, d. h. die 23 menschlichen Chromosomenpaare werden getrennt. Jede Eizelle bzw. jedes Spermium enthält nur ein Chromosom des jeweiligen Paares. Kommen Ei und Samenzelle zusammen, ergibt sich wieder ein diploider Chromosomensatz.

2.3.2 Unkontrollierte Zellteilung

Die Mitosen im menschlichen Körper verlaufen kontrolliert und geregelt. Durch UV-Strahlen z. B. kann die Mitose der Hautzellen gestört werden. In diesem Fall entstehen ungewollte Mutationen, also dauerhafte Veränderungen des Erbguts. Eine mutierte Zelle teilt sich wieder in zwei Tochterzellen, deren Erbgut weiterhin verändert ist. Diese Tochterzellen erfüllen keine sinnvolle Funktion mehr und teilen sich unkontrolliert und ungeregelt. Sie infiltrieren gesundes Gewebe und zerstören es. Das nennt man Krebs bzw. ein Karzinom. Karzinome sind maligne (bösartig) und metastasieren (streuen) in Lymphknoten und entfernt gelegene Organe.

2.4 Biomembran

2.4.1 Bau und Funktion

Die Zellmembranen des menschlichen Körpers bestehen aus einer Lipiddoppelschicht, die Proteine enthält. Die Proteine bilden Tunnel, durch welche Stoffe die Membran passieren können. Auf den Proteinen sitzen Kohlenhydratketten, die wie kleine Antennen aussehen. Diese dienen zur Stofferkennung und Kommunikation.

Empfehlung: http://upload.wikimedia.org/wikipedia/commons/4/4b/Cell_membrane_detailed_diagram_de.svg

2.4.2 Transportprozesse

Kleine Moleküle können die Lipiddoppelschicht einfach passieren, während große Moleküle und Ionen den Weg durch die Tunnelproteine nehmen. Dies nennt sich **passiver Transport**, weil hierfür keine Energie aufgewendet werden muss.
Ist die Konzentration eines Stoffs auf beiden Seiten der Membran gleich, so spricht man von **Diffusion**.
Ist die Konzentration eines Stoffs auf einer Seite der Membran höher als auf der anderen, so erfolgt ein Konzentrationsausgleich in Richtung der Seite mit der höheren Konzentration. Jetzt spricht man von **Osmose**.
Soll z. B. im Magen eine hohe Konzentration an Salzsäure (HCl) erzeugt werden, so müssen die Protonen (H^+- Ionen) über die Protonenpumpe aus den Belegzellen aktiv in den Magen befördert werden. Dieser Prozess verbraucht Energie in Form von ATP (Adenosintriphosphat) und wird deshalb **aktiver Transport** genannt.

Empfehlung: Mal in die gängigen Biologie Bücher schauen, z. B. „Natura" von meinem geschätzten Kollegen Dr. med. Claus Reinhardt.

2.5 Gewebe, Organe, Organsysteme

Zelle → Gewebe → Organ → Organsystem → menschlicher Körper

- Viele Zellen bilden ein Gewebe, z. B. Epithelgewebe
- Viele Gewebearten bilden ein Organ, z. B. Lunge
- Viele Organe sind Teile eines Organsystems, z. B. Herz-Kreislauf-System, Nervensystem, Harnsystem etc.
- Der menschliche Körper besteht aus vielen Organsystemen.

2.5.1 Gewebe

Viele gleichartige Zellen, die ähnliche Funktionen erfüllen, bilden ein Gewebe:

- Epithelgewebe – Oberflächenepithel und Drüsenepithel
- Muskelgewebe – glatte, quergestreifte- und Herzmuskulatur
- Binde und Stützgewebe – Knorpel, Knochen-und Fettgewebe
- Nervengewebe.

2.5.2 Organ

- Ein Organ besteht aus verschiedenen Gewebearten. Die Haut besteht unter anderem aus Oberflächenepithel, Drüsenepithel, Nervengewebe und Fettgewebe.

2.5.3 Organsystem

- Als Organsystem bezeichnet man eine funktionell zusammen gehörende Gruppe von Organen. Der menschliche Körper besteht aus folgenden Systemen:
- Nervensystem
- Hormonsystem (endokrines System)
- Herz-Kreislauf-System
- Atmungssystem
- Verdauungssystem
- Urogenitalsystem bestehend aus Harnsystem und Geschlechtssystem
- Bewegungsapparat bestehend aus Skelettsystem und Muskulatur
- Haut
- Immunsystem.

Empfehlung: http://anatomyandphysiologyi.com/wp-content/uploads/2013/05/organsystem.jpg

Lehrplaneinheit 3: Organsystem Haut als Beispiel für Gesundheitswissenschaftliche Zusammenhänge

3.1 Haut

Definition: Derma (gr.), Cutis (lat.). Die Haut ist mit 2 m^2 das größte Organ des Körpers. Sie dient der Abgrenzung von Innen und Außen, dem Schutz vor Umwelteinflüssen, als Sinnesorgan und der Wahrung der Homöostase in Form von Wasser und Wärmeausgleich.

3.1.1 Anatomie (Aufbau) der Haut

Aufbau in drei Schichten:

1. Epidermis – äußere Schicht. Besteht aus verhorntem Plattenepithel. Dieses liegt auf der Basalmembran auf. Auf der Basalmembran sitzen Basalzellen und Melanozyten. Die Basalzellen teilen sich häufig. Die Melanozyten werden von der UV-Strahlung der Sonne zur Teilung angeregt. Die Basalzellen verlieren im Laufe von 28 Tagen an Zytoplasma und wandern nach oben. Zunächst werden sie zu spindelförmigen Spinalzellen und dann zur Hornschicht. Abgestorbene Hornzellen schilfern ab oder können durch Peeling entfernt werden. Peeling öffnet die Poren und sorgt für ein besseres Hautbild.
2. Korium – mittlere Schicht. Besteht aus:
    - Blutgefäße
    - Lymphgefäße (Abtransport von Giftstoffen)
    - Haare mit *musculus arrector pili*
    - Talgdrüsen (zur Fettung)

- Schweißdrüsen (zur Kühlung)
- freie Nervenendigungen (zur Schmerzempfindung)
- Vater-Pacini-Körperchen (für die Vibrationsempfindung)
- Meißner-Tastkörperchen
- Schlingenkörperchen (für die Druckempfindung)
- Wärmekörperchen
- Kollagenfasern.

3. Subcutis – untere Schicht. Enthält Fett- und Bindegewebe. Wenn im Vergleich zum Bindegewebe zu viel Fettgewebe eingelagert wird entsteht Cellulitis.

Empfehlung: Bignion-TV https://www.y-outube.com/watch?v=HYBiWUTu7rc

Die Haut:

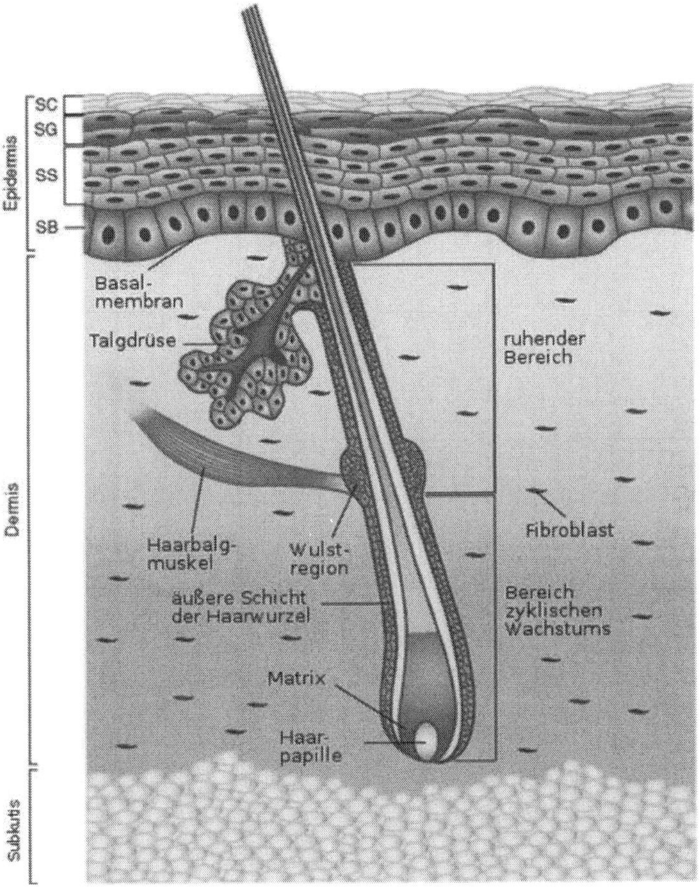

Epidermis: stratum corneum (SC), stratum granulosum (SG), stratum spinosum (SS), and stratum basale (SB).[15]

---

[15] http://commons.wikimedia.org/wiki/File:Anatomy_of_the_skin_de.jpg?u-selang=de. Letzter Zugriff: 23.7.2014.

3.1.2 Physiologie (Funktionsweise) der Haut

Aufgaben der Haut:

1. Schutz vor Kälte – durch Vasokonstriktion (Blutgefäßverengung) und subcutanes Fettgewebe. Wenn sich die *musculi arrector pili* kontrahieren entsteht Gänsehaut.
2. Schutz vor Überhitzung des Körpers – durch Vasodilatation (Blutgefäßerweiterung) und Transpiration (Schwitzen). Neben Wasser enthält der Schweiß auch Abbauprodukte des Stoffwechsels, die unser Körper auf diese Art ausscheidet und damit die Nieren entlastet. Mineralstoffe und Spurenelemente wie Kalium, Kalzium, Magnesium, Chlorid, Phosphat oder Sulfat, aber auch Spuren von Harnstoff und Fettsäuren sind hier zu nennen.
3. Schutz vor UV-Strahlung durch Teilung der Melanozyten. Die Haut wird braun. Afrikaner haben dunkle Haut, weil dort starke Sonneneinstrahlung herrscht. Skandinavier sind hellhäutig.

4. Es werden 6 Typen im Hinblick auf die unterschiedliche Reaktion der Haut nach 30-minütiger Sonneneinstrahlung unterschieden:
   - Typ I: ständige Rötung, keine Bräunung, (keltischer Typ)
   - Typ II: ständige Rötung, leichte Bräunung, (germanischer Typ)
   - Typ III: manchmal Rötung, immer Bräunung, (Mitteleuropäer)
   - Typ IV: keine Rötung, immer Bräunung, (mediterraner Typ)
   - Typ V: dunkelhäutige Rassen, (Inder)
   - Typ VI: Schwarze, (Afrikaner).
5. Schutz vor dem Eindringen von Mikroorganismen – durch den Säureschutzmantel, einer Schweiß-Talg-Emulsion, mit einen leicht sauren pH-Wert von 5,5. In diesem Milieu können viele Mikroorganismen nicht überleben. Trotzdem ist unsere Haut vorwiegend mit dem, für uns gutartigen Bakterium, *staphylokokkus aureus* besiedelt.
6. Schutz gegenüber Druck, Stößen und Reibung – durch die Sinneswahrnehmung von Schmerz, Druck und Vibration, durch die Elastizität des Koriums und durch das subcutane Fettgewebe.
7. Perspiration (Hautatmung). Die Haut ist mit knapp 1 % am Gasaustausch bzw. an der äußeren Atmung beteiligt. Sauerstoff (O_2) wird aus der Umwelt aufgenommen, Kohlendioxid (CO_2) wird an die Umwelt abgegeben.
8. Für einige Medikamente, z. B. Morphium (Durogesic® Pflaster), ist eine Aufnahme der Inhaltstoffe über die Haut ins Blut zweifelsfrei nachgewiesen worden. So können

Substanzen, die auf die Hautoberfläche aufgetragen werden, in den Organismus eindringen und zu den inneren Organen gelangen.

9. Unbewusste Kommunikation mit dem Sexualpartner – durch die Pheromone, die von den Schweißdrüsen gebildet werden. Ist die Optik noch so schön, manche potentiellen Sexualpartner können wir einfach nicht riechen. Das sind Menschen, die uns selbst genetisch ähnlich sind. Die Natur verhindert so die Zeugung von Nachkommen, damit man sich einen Partner sucht mit dem die Gene besser durchmischt werden.

3.1.3 Gesunderhaltung der Haut

Alltagspflege

1. Feuchtigkeitscremes bringen Wasser in die Epidermis ein. Nivea® Creme besteht zu 80 % aus Wasser. Diese Feuchtigkeit dringt bis zur Basalmembran vor. Die Wasserbindungsfähigkeit der Haut lässt im Alter nach. Hyaluronsäure besitzt die Fähigkeit bis zu sechs Liter Wasser pro Gramm zu binden. Deshalb ist sie zum Bestandteil vieler Tagescremes geworden. Faltenbildung kann durch Hyaluronsäure aber nicht reduziert werden. Teure Tagescremes bringen keinen erwiesenen Effekt. Jede ehrliche Kosmetikerin wird Ihnen sagen: „Kaufen Sie die vom Aldi."
2. Urea-Cremes enthalten Harnstoff. Auch dieser hat eine hohe Wasserbindungsfähigkeit.
3. Fettcremes, z. B. Linola® Fettsalbe unterstützen die Haut, die zu wenig Talg bildet. Dies ist manchmal bei Kleinkindern und häufig bei alten Menschen der Fall. Fettcremes

schützen die Haut vor Austrocknung. Vor allem griechische Frauen bevorzugen aber Olivenöl.

4. Peeling. Einmal pro Woche reicht. Geben Sie Ihrer Hornschicht die Chance Sie auch zu schützen.

3.1.4 Lebensführung

1. Nikotinabusus (Rauchen) lässt uns alt aussehen. Die Alterung der Haut ist durch das Nachlassen der Kollagenfasern im Korium bedingt. Diese werden durch das Enzym *Kollagenase* gespalten. Nikotinkonsum aktiviert die *Kollagenase*.
2. Jogging ist das einzige Anti-Aging Mittel. Eine halbe Stunde Jogging aktiviert den Kreislauf, respektive die Durchblutung der Haut. Sauerstoff und Nährstoffe werden zur Haut hin transportiert, Abfallstoffe werden entsorgt. Durch die Muskelarbeit entsteht Wärme. Das führt zu einer Vasodilatation, die diesen Prozess auch noch begünstigt.

3.1.5 Prävention von Hauterkrankungen

- Extreme Sonnenexposition meiden. Jeder Sonnenbrand schädigt die Haut und fördert die Karzinomentstehung. Lieber öfter mal kurz in die Sonne gehen, als einmal heftig
- Sonnencreme benutzen. Inzwischen enthalten die Mehrzahl der Tagescremes einen Lichtschutzfilter
- Duschen statt Baden, schont den Säureschutzmantel
- Fettige und süße Speisen in Maßen essen
- Nikotinkarenz (Karenz = Verzicht)
- Alkoholkonsum in Maßen
- Stress vermeiden, denn Cortisol fördert die Bildung von unreiner Haut
- Kleidung tragen, die hautfreundlich ist und den Schweiß abtransportiert.
- Raumtemperatur von 22 Grad Celsius bevorzugen, ausreichend Lüften und, besonders im Winter, für genügend Luftfeuchtigkeit sorgen.

3.2 Hautveränderungen

3.2.1 Effloreszenzen

Definition: gutartige Hautveränderungen, Hautblüten

Allgemeine Begriffe:

- Exanthem - Hautausschlag
- Erythem - Hautrötung
- Ekzem - juckende Hautrötung.

Spezielle Hautveränderungen:

- Nävus – Leberfleck
- Makula – Fleck, z. B. Altersflecken
- Papel – Knötchen, z. B. Rheumaknötchen
- Nodus – Knoten, z. B. Gicht Tophus
- Vesicula – Bläschen, z. B. durch Verbrennungen oder Herpes
- Bulla – Blase, z. B. durch Verbrennungen oder Herpes
- Pustel – Eiterbläschen, z. B. bei Akne
- Squama – Schuppe, z. B. bei trockener Haut
- Urtica - Quaddel, z. B. bei Brennesselkontakt
- Komedo - Mittesser
- Crusta - Wundschorf
- Erosion - oberflächliche Wunde
- Ulcus - tiefe Wunde, Geschwür
- Rhagade - Hautriss, z. B. im Mundwinkel.

3.2.2 Ursachen für Hautveränderungen

1. Psychosoziale Belastung

   Die Haut ist ein wichtiger Vermittlungsfaktor in der Verbindung zwischen Kind und Umfeld. Durch den Körperkontakt mit der Mutter und die dadurch vermittelte Sicherheit, nimmt das Kind die Haut als psychologische Dimension wahr.

   Hauterkrankungen, bei denen das psychosoziale Umfeld eine Rolle spielt sind z. B. Herpes simplex, Neurodermitis, Psoriasis vulgaris (Schuppenflechte), Kontaktdermatitis, Akne vulgaris, periorale Dermatitis und Urtikaria.

Psychische Belastungen können außerdem zur plötzlichen Vasodilatation mit Erröten führen. Die Angst vor dem Erröten wird Erythrophobie genannt.

2. Chemische Einflüsse
   Umgang mit Reinigungs- und Desinfektionsmitteln, Lösungsmitteln, Trennmitteln, Laugen, Zement und Kalk führen zu Irritationen der Haut. Epoxidharze, Chromate, Nickel und seine Verbindungen, sowie Gummiinhaltsstoffe können Allergien auslösen. Manch eine chirurgische Karriere ist an einer Latexallergie gescheitert.

3. Physikalische Einflüsse
   Umgang mit rauem Material führt zu kleinen Hautrissen, die sich entzünden können. Punktuelle Belastungen z. B. an Werkzeuggriffen führen zu Schwielenbildung.

Empfehlung: http://www.bgbau-medien.de/html/pdf/bau717.pdf

Auswirkungen auf die Lebensgestaltung

1. Berufsunfähigkeit
   Hautveränderungen können so schwerwiegend sein, dass der Beruf nicht mehr ausgeübt werden kann. Deshalb klären die Berufsgenossenschaften eingehend über den Schutz der Haut auf. Wenn Prävention nicht hilft wird eine Umschulung nötig.
2. Psychische Belastung
   Exantheme sind für die Patienten nicht nur unangenehm, sie verändern auch das Sozialverhalten. Dies kann zu Selbstunsicherheit, Frustration, Kontaktschwierigkeiten, sozialen Ängsten, Isolation, Depression und Arbeitsunfähigkeit führen.

3.3 *Hauterkrankungen*

Das ABC der Dermatologie:

- **A**ngucken
- **B**eschreiben
- **C**ortison drauf.

Wenn das nicht hilft dann D = **D**ermatologen fragen.

<u>Der Hautarzt aus der Tube:</u>

Decoderm tri® versagt selten oder nie ;-)
(Glukokortikoid plus Antimycoticum).

3.3.1 Neurodermitis

Definition: Atopische Dermatitis, atopisches Ekzem, endogenes Ekzem (juckende Hautrötung); schubweise auftretende atopische (allergische) Dermatitis.

Atopischer Formenkreis:

- Neurodermitis
- Heuschnupfen
- allergisches Asthma.

Ursache:

- Erbliche Disposition. Träge Talgdrüsen, hyperaktives Immunsystem, Barrierestörung. Leiden beide Elternteile unter einer atopischen Erkrankung, werden ihre Kinder mit 40- bis 80-prozentiger Wahrscheinlichkeit ebenfalls erkranken.
- Inhaltsstoffe von Nahrungsmitteln, Blütenpollen, Tierhaare, Hausstaub oder Wolle
- Stress bei der Arbeit oder Trauer können einen akuten Schub auslösen
- CAVE: Meerschweinchen wirken allergen!

Symptome:

- Trockene, juckende Haut.

Atopische Stigmata:

- Viele Linien in der Hand
- Seitlich dünner werdende Augenbrauen
- Dunkle Augenränder
- Furchen unter den Augen
- Risse an den Ohrläppchen
- Juckreiz beim Schwitzen oder durch direkten Hautkontakt mit Wolle

Die Scham über das Aussehen untergräbt das Selbstwertgefühl der Betroffenen und mindert die Lebensqualität.

Trigger:

- Infekte
- Psychischer Stress
- Allergien (eine kleine Menge des Allergens reicht aus)
- Nahrung.

Diagnostik:

- Prick Test (intrakutaner Allergietest)
- CAP-Test (Bestimmung der Gesamt-IgE und allergenspezifischen IgE im Blut).

Therapie:

- Auslöser meiden
- Fruchtsaft reduzieren, wegen Säure und Zucker
- Rückfettende Ölbäder! Lotionen
- Nicht zu heiß und nicht zu lange duschen und baden
- Kortisoncreme – lange behandeln – zwei Wochen!
- Loratadin® oder Ceterizin® (Antihistaminika), 1 bis 4 Tbl. / Tag
- Pimecrolimus Creme, Tacrolimus Creme – hemmen das Immunsystem (Krebsrisiko erhöht!)
- Ciclosporin Tbl. (6 - 8 Wochen) – starkes Immunsuppressivum
- Therapie der Allergien
- Baumwollkleidung.

Komplikation:

- Asthma bronchiale
- weitere Allergien.

Empfehlung: http://www.uke.de/kliniken/hautklinik/downloads/klinik-dermatologie-venerologie/Hautnah.pdf

3.3.2 Tumore

Der Begriff „Tumor" sagt nichts über die Dignität eines Gewächses aus, also ob es benigne (gutartig) oder maligne (bösartig) ist. Die meisten Patienten erschrecken, wenn sie „Tumor" hören, da sie glauben Krebs zu haben. Deshalb ist es ratsam von einer gutartigen Hautveränderung zu sprechen.

Fünf Malignitätskriterien:

- Unscharfe Begrenzung
- Wachstum
- Schwarze Verfärbung
- Pruritus (Juckreiz)
- Blutung.

Karzinome der Haut:

1. Basaliom

Definition: Mutation der Basalzellen der Epidermis.

Ursache:

- UV-Strahlung
- Häufiger Sonnenbrand.

Symptom:

- Ulzeration der Haut, siehe Malignitätskriterien.

Prädilektionsstelle:

- Gesicht und Stirn

Diagnostik:

- Inspektion (anschauen)
- Exzision (chirurgische Entfernung)
- Histologie (Gewebsuntersuchung).

Therapie:

. . . ist meist durch die Exzision erfolgt.

Das Basaliom ist ein *semimaligner* Tumor, d. h. es wächst infiltrierend und zerstört umliegendes Gewebe, metastasiert aber nicht.

Dermatologischer Grundsatz: Am Telefon und durch die Hose, stellt man keine Diagnose.

2. Spinaliom

Definition: Mutation der Spinalzellen der Epidermis.

Ursache:

- UV-Strahlung
- Häufiger Sonnenbrand.

Symptom:

- Ulzeration der Haut, siehe Malignitätskriterien

Diagnostik:

- Inspektion (anschauen)
- Exzision (chirurgische Entfernung)
- Histologie (Gewebsuntersuchung).

Therapie:

- ist meist durch die Exzision erfolgt.

3. Malignes Melanom

Definition: Mutation der Melanozyten der Epidermis, extrem aggressiver Hauttumor. Wächst schnell und metastasiert bei einer Eindringtiefe von nur 0,5 cm.

Ursache:

- Entsteht meistens aus einem Nävus. Je größer der Nävus ist, umso größer ist die Entartungsgefahr
- Häufiger Sonnenbrand.

Symptome:

- siehe Malignitätskriterien.

Diagnostik:

- Inspektion (anschauen)
- Exzision (chirurgische Entfernung)
- Histologie (Gewebsuntersuchung).

Therapie:

- ist oft durch die Exzision erfolgt
- Interferon-alpha, zur Steigerung der Immunabwehr
- bei Metastasen: Immuntherapie, z. B. mit Antikörpern, Strahlentherapie, Chemotherapie.[16]

Nachsorge: alle drei bis sechs Monate über einen Zeitraum von 10 Jahren.

---

[16] http://www.krebsgesellschaft.de/onko-internetportal/basis-informationen-krebs/krebsarten/hautkrebs/malignes-melanom-schwarzer-hautkrebs.html.
Letzter Zugriff: 20.2.2015.

3.3.3 Infektionen der Haut

3.3.3.1 Bakterielle Infektionen

Furunkel

Definition: Entzündung eines Haarbalgs mit Abszessbildung.

Ursache:

- Staphylokokken.

Symptome:

- Eiterpfropf
- Dolor - Schmerzen
- Rubor - Rötung
- Ödem – Schwellung.

Diagnostik:

- Inspektion
- Palpation (Abtasten).

Therapie:

- Zugsalbe, z. B. Ichtolan®
- Inzision (Aufschneiden)
- bei Fieber, Antibiotika.

Komplikation:

- Karbunkel, Entzündung mehrerer Haarbälge.

CAVE: Keimverschleppung beim Ausdrückversuch im Oberlippen und Nasenbereich führt über die arteria angularis zu einer Sinus cavernosus Thrombose mit Nachfolgender Meningitis (Hirnhautentzündung).

Erysipel

Definition: Wundrose, akut verlaufende Hautinfektion, häufig den Unterschenkel betreffend.

Ursache:

- Streptokokken in einer Hautwunde.

Symptome:

- flammende Rötung
- schmerzendes, feuerrotes Erythem
- hohes Fieber, Schüttelfrost
- Leukozytose (>12.000 weiße Blutkörperchen pro Mikroliter Blut)
- Schwellung der regionalen Lymphknoten.

Diagnostik:

- Inspektion
- Blickdiagnose.

Therapie:

- Rivanol®-Umschläge
- Antibiotika i. v.
- Ruhigstellung der Extremität.

Diabetiker sind Risikopatienten.

3.3.3.2 Virale Infektionen

Herpes simplex

Definition: Lippenbläschen oder aphtöse Stomatits (Mundfäule).

Ursache:
Herpes-simplex-Viren.

Pathophysiologie:
95 % der Bevölkerung sind bereits in Kindergarten durchseucht. Die Viren „schlafen" in den Spinalganglien des Nervensystems, werden bei Stress aktiv und verursachen die Bläschen.

Auslösende Faktoren:

- Stress
- Ekel
- Sonne
- Immunsystemschwäche
- Menstruation
- Schwangerschaft.

Symptome:

- nässendes Lippenbläschen
- bei aphtöser Stomatitis: Zahnfleischentzündung und Fieber.

Diagnostik:

- Inspektion
- Blickdiagnose.

Therapie:

- Zovirax® Salbe; Wirkstoff: Acyclovir (Virustatikum).
- Hausmittel: Zahnpasta, Honig, Propolis.

Herpes Zoster

Definition: Gürtelrose, Ekzem ausgehend von einem Rückenmarksnerven, entlang des entsprechenden Dermatoms. Kann auch im Gesicht vorkommen.

Ursache:

- Varicella zoster Viren, Zustand nach Windpockeninfektion.

Begünstigende Faktoren:

- Abwehrschwäche, z. B. bei Tumorerkrankungen
- Diabetes mellitus
- HIV.

Symptome:

- Rötung, Schmerzen und nassende Blasen entlang des Dermatoms. Alle Organe unterhalb des Dermatoms z. B. Lunge, Leber, Milz, sind mit betroffen.

Diagnostik:

- Inspektion
- Blickdiagnose.

Therapie:

- Zovirax® Tbl. (Virustatikum)
- Novalgin®(Analgetikum)
- Tegretal® bei Trigeminusneuralgie (Antiepileptikum)
- Ingelan Puder (gegen Pruritus).

CAVE: Menschen, die noch nie an Windpocken erkrankt waren, können sich bei Herpes Zoster Patienten mit Windpocken anstecken.

3.3.3.3 Mykosen (Pilzinfektionen)

Zu den Dermatomykosen (Hautpilzerkrankungen) gehören:

- Onychomykose
- Tinea capitis (Kopfpilz)
- Hautpilz
- Fußpilz.

Zu den Pilzinfektionen der Schleimhäute gehören:

- Mundsoor
- Vaginalmykose (Scheidenpilz).

Onychomykose

Definition: Nagelpilz durch Dermatophyten, aber auch den Hefepilz Candida albicans oder den Schimmelpilz Aspergillus flavus.

Ursachen:

- Ansteckung im Schwimmbad
- seltener Wechsel der Socken
- tägliches Tragen derselben Turnschuhe.

Symptom:

- gelblicher, spröder, rissiger, verdickter Nagel.

Diagnostik:

- Blickdiagnose.

Therapie:

Antimykotika, z. B.

- Loceryl® Nagellack
- systemische Therapie mit Terbinafin AL 250 mg ® Tbl..

Soor

Definition: Pilzbefall der Schleimhaut mit dem Hefepilz *Candida albicans.*

Ursachen:

- schlechte Abwehrlage, z. B. durch Krebserkrankungen, AIDS, Alkoholabusus oder Diabetes mellitus
- Säuglinge mit noch unfertigem Immunsystem.

Symptom:

- weißlicher abwischbarer Belag auf der Zunge und in der Mundschleimhaut.

Diagnostik:

- Blickdiagnose
- Abstrich.

Therapie:

Antimykotika, z. B.

- Nystatin
- Amphotericin B
- Ketokonazol
- Flukonazol
- Miconazol, z. B. Daktar® 2 % Mundgel.

3.3.3.4. Parasiten

Zecken

Ein Zeckenbiss kann zwei verschiedene Krankheiten verursachen: Die Früh-Sommer-Meningo-Enzephalitis (FSME) und die Borreliose.

1. **FSME**

Definition: Hirnhautentzündung, virale Infektionskrankheit.

Ursache:

- Flavi-Viren.

Inkubationszeit:

- 5 - 28 Tage.

Symptome:

- Nackensteifigkeit
- grippeähnliche Symptome.

Diagnostik:

- Kinn-auf-Brust Versuch, Lasègue-Zeichen (Dehnungsschmerz des Ischias Nervs, der durch das Anheben des gestreckten Beines ausgelöst wird)
- IgG und IgM Antikörper i. S. (im Blutserum).

Therapie: symptomatisch:

- Bettruhe
- Analgetika (Schmerzmittel)
- abgedunkelter Raum
- In schweren Fällen Antipyretika (Fiebersenker) und intensivmedizinische Behandlung mit Intubation und Beatmung.

Prophylaxe:

- FSME-Impfung, bestehend aus drei Teilimpfungen.

2. Borreliose

Definition: Lyme-Krankheit, Erythema chronicum migrans, bakterielle Infektionskrankheit.

Ursache:

- Bakterium: Borrelia burgdorferi.

Inkubationszeit:

- 1. Stadium: 1 – 6 Wochen
- 2. Stadium: bis 6 Monate
- 3.Stadium: > 6 Monate bis Jahre.

Verlauf:

Die Borrelien Infektion verläuft meist in drei Stadien. Die Infektionskrankheit bricht meist 2 bis 3 Wochen nach der Infektion mit Borrelien, durch einen Zeckenbiss, mit anfänglich grippeartigen Symptomen aus. Es müssen nicht zwangsläufig alle 3 Phasen durchlaufen werden. In einigen Fällen bemerken die Betroffenen die erste Phase nicht oder können deren unklare Symptome nicht zuordnen.

Symptome:

- 1. Stadium: Erythema migrans (Wanderröte), ein Fleck mit hellem roten Doppelring, wie bei einer Schießscheibe
- 2. Stadium: Arthritis (Gelenkschmerzen)
- 2. Stadium: Myokarditis (Herzmuskelentzündung)
- 2. Stadium: Herzrhythmusstörungen
- 3. Stadium: Encephalomyelitis (chronische Gehirn- und Rückenmarkentzündung)
- 3. Stadium: Acrodermatitis atrophicans (Hände und Füße, die periodisch anschwellen und sich blaurot färben).[17]

Diagnostik:

- Blickdiagnose
- Antikörper i. S..

Therapie:

- Tetracyclin, z. B. Doxycyclin für vier Wochen.

[17] Herold, Gerd. Innere Medizin, Köln, 2013, S. 883.

Kopfläuse

Definition: Pediculus humanus capitis, Infektion mit blutsaugenden Parasiten.

Ursache:

- Infektion von Mensch zu Mensch, häufig im Kindergarten.

Symptome:

- Pruritus (Juckreiz)
- Nissen.

Diagnostik:

- Inspektion
- Blickdiagnose.

Therapie:

- Nissenkamm
- Jacutin® Pericul Fluid, 100ml
- Kuscheltiere für 24 Std. einfrieren.

Skabies

Definition: Krätzmilbeninfektion.

Ursachen:

- Infektion von Mensch zu Mensch
- Verwahrlosung
- Immunschwäche bei HI-Virus Infektion.

Symptome:

- Pruritus (Juckreiz), besonders am Abend, weil dann er körpereigene Kortisonspiegel abfällt.
- Tunnelgänge unter der Haut z. B. an Handgelenken, zwischen den Fingern oder in der Leiste.

Diagnostik:

- Inspektion
- Blickdiagnose.

Therapie:

- Permethrin® 5 % Creme
- Fingernägel kürzen
- Ivermectin, orale Einmalbehandlung.

§34 Infektionsschutzgesetz:

Personen, die an Skabies (Krätze) erkrankt oder dessen verdächtig oder die verlaust sind, dürfen in den in § 33 genannten Gemeinschaftseinrichtungen keine Lehr-, Erziehungs-, Pflege-, Aufsichts- oder sonstige Tätigkeiten ausüben, bei denen sie Kontakt zu den dort Betreuten haben, bis nach ärztlichem Urteil eine Weiterverbreitung der Krankheit oder der Verlausung durch sie nicht mehr zu befürchten ist.

3.3.4 Beispiele dermatologischer Lokalbehandlung

- Fettsalben – Linola®, Bepanthen®
- Antimykotika – Mycospor®, Daktar®, Amphomoronal®, Multilind®
- Antibiotika – sollen nicht angewendet werden, um Allergisierung und Resistenzbildung zu vermeiden
- Desinfektionsmittel – Rivanol®, Betaisodona®, Flamazine®
- Enzympräparate – Leukase-Kegel®, Varidase®, Novuxol®
- Antihistaminika – Tavegil®, Fenistil®, Xusal®, Ebastel®
- Steroide (Kortison) – Kaban Salbe®
- Wasserstoffsuperoxid (3%).

3.4 Pflegeprozess am Beispiel einer Person mit Neurodermitis

1. Assessment / Sammlung von Informationen
2. Probleme und Ressourcen erkennen
3. Pflegeziele festlegen
4. Pflegemaßnahmen planen
5. Pflege durchführen
6. Evaluation / Bewertung.

Die Geschichte von Christine verdeutlicht den Pflegeprozess

Zum ersten Mal rote Flecken auf meiner Haut bemerkte ich vor knapp vier Jahren. Zunächst kümmerte ich mich nicht großartig darum. Von Neurodermitis oder „atopischen Ekzemen" hatte ich noch nie etwas gehört, und die Flecken würden schon wieder von selber verschwinden, so wie sie gekommen waren. Dachte ich jedenfalls!
Als dem nicht so war und sich die roten, juckenden Stellen an meinem Körper weiter auszubreiten begannen, ging ich irgendwann zum Hautarzt, der eine Neurodermitis diagnostizierte, womit ich aber auch nicht viel anfangen konnte. So geht es wohl vielen, die zum ersten Mal mit dieser Krankheit konfrontiert werden.
Es folgten die üblichen schulmedizinischen Behandlungsmethoden: Cortisonsalben, Salzwasserbäder und Kaltlichttherapie (UV-Bestrahlung).
Vom Cortison hatte ich bald genug, da der Ausschlag damit zwar innerhalb weniger Tage wunderbar verschwand, nach Absetzen

des Cortisons aber umso heftiger wiederkam. Auch die Bestrahlung brachte immer nur kurzfristig Linderung. Mein Hautzustand wurde zusehends schlimmer.
So versuchte ich es bei einem naturheilkundlich orientierten Arzt mit einer Eigenblutbehandlung, jedoch ohne Erfolge. Lediglich mein Heuschnupfen, der mich jahrelang im Frühjahr und Sommer geplagt hatte, kam in diesem Jahr nicht wieder. Doch meiner Haut ging es dafür umso schlimmer.
Im Sommer 1999 fuhr ich zur Kur nach Borkum an die Nordsee. Dort ging es mir drei Wochen lang relativ gut, allerdings wurde ich anfangs wieder mit Cortison behandelt. Wieder zu Hause, war die Haut nach kurzer Zeit so schlimm wie zuvor.
Von Bekannten erfuhr ich von den "grandiosen Erfolgen", die eine Heilpraktikerin bei Neurodermitis-Patienten mit der sogenannten "Bioresonanztherapie" angeblich erzielte und meldete mich sofort dort an. Mein Zustand war inzwischen unerträglich geworden, der ständige Juckreiz trieb mich in den Wahnsinn. Die Bioresonanztherapie schien jedoch nicht viel zu helfen. Im Oktober ging das Semester an der Uni wieder los, ich gab aber nach einer Woche verzweifelt auf, da es mir unmöglich war, mehrere Stunden lang stillzusitzen und den Vorlesungen zu folgen.
So entschloss ich mich zu einem Aufenthalt in einer Klinik und fuhr Anfang November 1999 nach Neukirchen in den Bayerischen Wald. In der dortigen Spezialklinik verbrachte ich, gelinde ausgedrückt, die schlimmste Zeit meines Lebens. Der Juckreiz quälte mich Tag und Nacht, ich konnte nicht schlafen und kratzte mich ständig blutig. Vor allem im Gesicht war es besonders schlimm, die Haut war komplett offen und eitrig. Ich wurde von Kopf bis Fuß in saubere Wäsche und Mullbinden gewickelt und dreimal

täglich eingesalbt. Die Salben enthielten Antibiotika, mit denen versucht wurde, den zahlreichen Keimen auf der Haut Herr zu werden. Die Ernährung wurde umgestellt und ich bekam neben zahlreichen Aufbau- und Vitaminpräparaten Medikamente zur Bekämpfung von Darmpilzen und zur Pflege der Darmflora. Ich quälte mich durch die Tage und weiß heute noch nicht, was ich ohne meine Eltern und meinen Freund, die mich so oft wie nur möglich besuchten, vielleicht getan hätte. In der Klinik Neukirchen verbrachte ich Weihnachten 1999 und den Jahrtausendwechsel, was mir auch psychisch nicht gerade gut tat. Gegen Ende des neunwöchigen Aufenthalts ging es mir wieder etwas besser, und bis auf das Gesicht war die Haut relativ gut abgeheilt.
Kaum wieder zu Hause, erwischte mich eine fiebrige Erkältung. Die Haut reagierte heftig, war wieder überall offen und nässte ständig. Ich heulte weiter und kratzte mich den ganzen Tag. Noch einmal ging ich zur Bioresonanztherapie, diesmal zu einem anderen Arzt, der eine etwas andere Variante dieser Behandlungsmethode praktizierte. Gleichzeitig hielt ich mich streng an die Rotations-Diät, die mir von der Klinik Neukirchen verordnet wurde. Die Haut besserte sich nicht, im Gegenteil.
Bei einem Heilpraktiker machte ich eine Eigen-Urin-Therapie und wurde mit diversen homöopathischen Mitteln behandelt. Auch schluckte ich verzweifelt und fleißig Schwarzkümmelöl, weil ich in einer Fernsehsendung von den allergiehemmenden Eigenschaften dieses Öls gehört hatte. Die Haut besserte sich kaum, mein Zustand war immer noch katastrophal. Anfang April 2000 fuhr ich dann ans Tote Meer nach Israel. Endlich, endlich ging es mir dort ein wenig besser. Ich blieb insgesamt fünf Wochen dort und konnte zusehen, wie die Haut in der Sonne und dem speziellen

Klima, das am Toten Meer herrscht, langsam abheilte. Ich fasste wieder Mut und wurde ein bisschen fröhlicher. Mitte Mai kam ich wieder zurück nach Hause. Die Haut war im Vergleich zum Zustand vor dem Toten-Meer-Aufenthalt besser, der Juckreiz weniger stark, aber immer noch deutlich vorhanden. Immer noch hoffte ich auf Erfolge mit der Bioresonanz und führte die Behandlung weiter. Gleichzeitig versuchte ich es mit Akupunktur. Die Haut verschlimmerte sich zwar wenigstens nicht wieder, wurde aber auch nicht besser. Irgendwann gab ich dann die Bioresonanztherapie auf, da ich nie irgendeine Reaktion auf die Sitzungen bemerkt hatte. Auch die Akupunktur brachte nicht die erhoffte Heilung. Wieder machte ich mich auf die Suche nach einer Therapie und landete bei der nächsten Heilpraktikerin, die es zur Abwechslung mal mit Kinesiologie und wiederum diversen homöopathischen Mitteln versuchte. Ich verlor jedoch schnell das Vertrauen in ihre Behandlung und brach auch diese bald wieder ab. Mir fehlte einfach ein schlüssiges Konzept.
Bekannte, die ich in der Klinik Neukirchen kennen gelernt hatte, erzählten mir dann von den tollen Erfolgen eines Heilpraktikers in ihrer Nähe, der ihrem ebenfalls schwer betroffenen kleinen Sohn hatte helfen können. Ich ließ mir dort einen Termin geben und bekam eine Salbe, die nach etwa drei Tagen meinen Hautausschlag zum ersten Mal nach fast zwei Jahren völlig zum Verschwinden brachte. Ich konnte es kaum glauben und es ging mir einfach wunderbar, zumal mir der Heilpraktiker versichert hatte, dass die Salbe völlig harmlos sei und garantiert kein Cortison enthalte. Die unerwartet schnelle Abheilung aber machte mich doch skeptisch, und ich ließ die Salbe vorsichtshalber beim Zentralver-

band deutscher Apotheker untersuchen. Nach vier Wochen erhielt ich den Bescheid, dass die Salbe Cortison enthält. Der Rückschlag war programmiert. Nach dem langsamen Absetzen der Salbe und einer nochmaligen Cortison-Ausschleich-Phase, wie ich sie zu Anfang meiner Erkrankung bereits mehrfach durchgemacht hatte, kam der Ausschlag zurück. Zum Glück nicht mehr ganz so schlimm wie es schon gewesen war, aber ein dauerhaft tragbarer Zustand war dies nicht. Ich schleppte mich so durch die Tage, getragen von der Hoffnung, irgendwann doch noch eine Möglichkeit zu finden, diese verdammte Krankheit wieder loszuwerden. Wenn es juckte - und es juckte immer noch ständig - kratzte ich mich blutig. Die Kraft, den Juckreiz ohne Kratzen zu ertragen, hatte ich schon lange nicht mehr.

Zufällig fiel mir dann in einer Buchhandlung Helmut Wandmakers Buch „*Willst Du gesund sein? - Vergiss den Kochtopf!*" in die Hände. Angelockt vom Titel und gewillt, alles und jedes auszuprobieren, was Linderung versprach, kaufte ich es und war sofort begeistert. Es war der Einstieg in den Ausstieg aus meiner Neurodermitis, wenn auch dieser weiterhin aus vielen Irrwegen und Rückschlägen bestand.

Jedenfalls beschäftigte ich mich zunehmend mit der Ernährung und ihrer Rolle für diese Krankheit, las mich durch eine Unzahl von Büchern und probierte verschiedene Ernährungsformen aus. Schon von der Klinik Neukirchen her hatte ich ja gelernt, mich "vernünftig" zu ernähren. Zwar definieren die verschiedenen Ernährungslehren dieses „vernünftig" sehr unterschiedlich. Aber ich kann heute sagen, dass ich meine Richtung gefunden habe. Es kam die Zeit, da ich zusehen konnte, wie es mir von Tag zu Tag besser ging.

Christine schreibt über Ursachen und Erfolge

Die Ursachen der Neurodermitis, so viel meine ich inzwischen herausgefunden zu haben, sind keineswegs „genetisch bedingt", „angeboren" und damit „leider unheilbar" oder „psychisch", wie auch mir von allzu vielen (Schul-)Medizinern, die mit ihrer Cortison-Therapie nicht mehr weiter wussten, immer wieder bescheinigt wurde. Stattdessen sehe ich folgende Gründe, weshalb die Neurodermitis, und allgemein auch andere allergische Erkrankungen, heutzutage so stark zunehmen:

An erster Stelle steht eindeutig eine falsche Ernährung: zu viel Zucker, zu viel Fastfood, zu viel Fleisch, zu viel Weißmehl und zu viel Genussgifte (Alkohol, Kaffee, Nikotin) prägen unseren Speiseplan. Dazu kommt noch die ganze „Chemie" im Essen: Geschmacksverstärker, künstliche Farbstoffe und Aromen, Phosphate, Konservierungsmittel, Emulgatoren, Trennmittel und viele weitere chemische Helferchen der Lebensmittelindustrie werden der Nahrung zugesetzt. Darüber hinaus werden bei verarbeiteten Produkten in zunehmendem Maße aggressive Verfahren zur Haltbarmachung eingesetzt, z. B. Sterilisation, Mikrowellen und ionisierende Strahlen. Die Auswirkungen dieser Behandlungsverfahren auf unsere Gesundheit sind weitgehend unerforscht und dieser mit Sicherheit nicht gerade zuträglich. Von der gentechnischen Manipulation der Nahrungspflanzen ganz zu schweigen.

Zweitens sind die ganzen Umweltgifte aus Industrie und Verkehr zu nennen, denen wir zumindest hier in Deutschland eigentlich kaum noch aus dem Weg gehen können. In meinem Fall sehe ich

insbesondere zum Beispiel auch eine mit giftigen Holzschutzmitteln behandelte Holzbalken-Decke in unserem Haus, in dem ich zwanzig Jahre gelebt habe, als ursächlich an.
Dazu kommt meist noch eine „ungesunde“ Lebensführung. Zu wenig Bewegung, zu viel Fernsehen, kein Sport, und die 500 Meter zum Briefkasten fährt man am liebsten mit dem Auto.
Zuletzt sei noch der Medikamentenkonsum (oder besser -missbrauch?) erwähnt. Heutzutage werden Antibiotika im Gießkannenprinzip verteilt, hat man Kopfweh, hilft sofort eine Aspirin und es wird mit der Pille verhütet.
So führe ich meine Beschwerdefreiheit in allererster Linie auf eine konsequent gesunde Ernährung zurück. Sämtliche Pillen, Tabletten, Pülverchen wanderten auf den Müll und ich hörte auf, meine Haut eimerweise mit Fettcreme einzuschmieren. Außerdem gehe ich inzwischen regelmäßig in die Sauna und mache viel Sport. Meine tägliche Runde Waldlauf möchte ich nicht mehr missen! Ich habe zehn Kilo abgenommen, bin fit wie ein Turnschuh - und, was das wichtigste ist, fühle mich einfach pudelwohl in meiner Haut.
Jedem Betroffenen möchte ich hier drei Internetseiten ans Herz legen, auf denen viele wertvolle Infos zu finden sind und die auch mir letztendlich den Weg zur Heilung aufgezeigt haben. Da ist zunächst einmal Panap, eine Selbsthilfegruppe, die „ihren Weg“ beschreibt und jedem Betroffenen, der sich an sie wendet, mit großem Engagement Beistand bietet.
Zweitens kann ich die Seite von Henning Müller-Burzler, einem Heilpraktiker aus der Nähe von München, dringend weiterempfehlen. Er hat ein Buch geschrieben („Gesund und allergiefrei“,

erschienen im Windpferd Verlag), dessen Lektüre sich mit Sicherheit lohnt.
Wer sich mit diesen beiden Therapien auseinandersetzt, wird letztlich einen Weg finden, die Neurodermitis loszuwerden. Mit Sicherheit!!!
Auf www.bjoern-heil.de berichtet schließlich ebenfalls ein ehemals Betroffenener von seinem Weg, die Neurodermitis wieder loszuwerden.

Quelle: http://www.nie-mehr-neurodermitis.de/geschichte.htm

Lehrplaneinheit 4: Grundlagen der Arzneimittellehre

4.1 Abgabe von Arzneimitteln

Die Abgabe von Arzneimitteln ist durch das **Arzneimittelgesetz** (AMG) geregelt. Die heute gültige Fassung trat am 1. Januar 1978 in Kraft. Inhalte sind z. B.

- die Festschreibung der Zulassungsverfahren mit dem Nachweis von Qualität, Wirksamkeit und Unbedenklichkeit. Die zuständigen nationalen Behörden für die Zulassung für Humanarzneimittel in Deutschland, sind das Paul-Ehrlich-Institut (PEI) und das Bundesinstitut für Arzneimittel und Medizinprodukte (BfArM).
- die Festlegung der Inhalte von Packungsbeilagen
- der Arzneimittelvertrieb und die Arzneimittelabgabe, welche in drei Kategorien eingeteilt ist:
  a) frei verkäufliche A. – z. B. Baldrian oder Johanniskraut sind im Drogeriemarkt erhältlich
  b) Apothekenpflichtige A. – z. B. Aspirin Tbl., Hustensaft
  c) Rezeptpflichtige A. – z. B. Antibiotika, Schlaftabletten.
- der Aufbau eines Informationssystems, um Arzneimittelrisiken zu sammeln, auszuwerten und Abwehrmaßnahmen ergreifen zu können
- die Forderung nach einer Gefährdungshaftung des pharmazeutischen Unternehmers, unabhängig vom Verschulden.
- Schutzvorschriften für Probanden und Patienten, die an klinischen Studien teilnehmen.

Medikamentenzulassung

Eine klinische Studie wird mit Patienten oder gesunden Probanden (oftmals Studenten) durchgeführt, um Medikamente auf ihre Wirksamkeit und Sicherheit zu überprüfen. Die sogenannte Verumgruppe erhält die Behandlung, die getestet werden soll und die Kontrollgruppe erhält ein Placebo (Scheinmedikament). Beide Gruppen werden verglichen, um festzustellen, ob die Behandlung der Verumgruppe besser war als die der Kontrollgruppe.
Klinische Studien werden in mehrere Bereiche unterteilt: Studienplanung unter Beachtung ethischer Aspekte und des AMG, klinische Durchführung, Dokumentation, Statistische Auswertung, Qualitätssicherung.

Das **Betäubungsmittelgesetz** (BtMG), ehemals Opiumgesetz, ist ein deutsches Bundesgesetz, das den Umgang mit Betäubungsmitteln regelt.
Als Betäubungsmittel definiert sind Medikamente mit einem hohen Suchtpotential, die zu einer sozialen Beeinträchtigung der Person führen können, in Verbindung mit irreversiblen (nicht rückgängig zu machenden) gesundheitlichen Schäden somatischer (körperlicher) und psychischer (seelischer) Art.
Unter das BtMG fallen z. B.: Morphin, Methadon®, Fentanyl® und Rapifen®. Eine 10 mg Ampulle Morphin kostet mit BtM-Rezept nur zwei Euro! Die Bundesopiumstelle im Bundesinstitut für Arzneimittel und Medizinprodukte gibt seit dem 4. April 2013 neue Betäubungsmittelrezeptformulare aus. Die neuen BtM-Rezepte tragen eine deutlich sichtbare, fortlaufende, 9-stellige Rezept-

nummer, mit der sie dem verschreibenden Arzt eindeutig zugeordnet werden. Jedes Rezept hat zwei Durchschläge. Die Rezepte sind in einem abschließbaren Tresor aufzubewahren.

Packungsgrößen

- 1 OP - eine Original Packung. Dies ist die kleinste Packungsgröße,
  z. B. bei einer Kortisoncreme
- N1 – kleine Packungsgröße, je nach Medikament sind dies 10 – 20 Tbl. zur Kurzzeittherapie, z. B. Antibiotikum, Schlafmittel
- N2 – mittlere Packungsgröße, z. B. Migränemittel, damit der Patient nicht ständig in der Praxis vorstellig werden muss
- N3 – Größte Packung, z. B. kann die Pille für ein halbes Jahr verschrieben werden
- Anstaltspackung – für das Krankenhaus.

4.2 Einsatz von Arzneimitteln

4.2.1 Unverträglichkeit mit Nahrungsmitteln

- Antibiotika und Milch

Milch enthält – genauso wie Käse, Joghurt oder einige Mineralwässer – Kalzium. Dieser Mineralstoff, der für die Knochen so wichtig ist, kann im Magen mit bestimmten Antibiotika schwerlösliche Verbindungen eingehen. Der Körper kann das Antibiotikum dann nicht resorbieren.

- Schlaftabletten und Alkohol

Während der Anwendung von Schlaftabletten (z. B. Dalmadorm®, Valium®) oder Fentanyl Pflastern (z. B. Durogesic®) ist Alkohol kontraindiziert, da er die Wirkung deutlich verstärken und zur Ateminsuffizienz führen kann.

- Nifedipin oder Theophillin und Grapefruitsaft

Nifedipin: Herzmedikament, senkt Blutdruck.
Theophillin: Asthmamedikament, beschleunigt Puls.
Grapefruitsaft enthält die Substanz Naringenin, die den enzymatischen Abbau von Nifedipin und Theophillin hemmt und somit deren Wirkung verstärkt.

- Phenprocoumon und grünes Gemüse

Phenprocoumon, z. B. Marcumar® ist ein Gerinnungshemmer. Spinat, Brokkoli oder Rosenkohl enthalten viel Vitamin K. Dieses Vitamin ist ein Marcumar®-Antagonist (Gegenspieler), hebt also dessen Wirkung auf.

- Grüner Tee und Betablocker

Wissenschaftler der Universität Erlangen-Nürnberg berichten im Fachmagazin „Clinical Pharmacology & Therapeutics" in Zusammenarbeit mit Kollegen der Universität Fukushima, dass grüner Tee die Wirkung des Beta-Blockers Nadolol beträchtlich abschwächt. (2014)

4.2.2 Placebo

Definition: Scheinmedikament.

Viele Patienten sind frustriert, wenn sie ohne Behandlung und mit den Worten „Sie haben nichts“ nach Hause geschickt werden. Placebos wirken auf die Psyche des Patienten. Er soll durch das Verschreiben eines Placebos die Botschaft bekommen, dass seine Symptome ernst genommen werden, erklärbar und heilbar sind. Die positiven Empfindungen des Patienten bewirken Veränderungen im Hormonhaushalt. Er ist glücklich und entspannt, weshalb mehr Endorphine ausgeschüttet werden. Außerdem lässt die Produktion von Stresshormonen, z. B. Adrenalin und Cortisol nach. Placebos werden z. B. bei Schlafstörungen und Schmerzzuständen eingesetzt. Im Extremfall helfen sogar Operationen, bei denen nur ein Schnitt gemacht wird, um eine Narbe zu erzeugen. Auf meiner unfallchirurgischen Station habe ich eines Abends, um 21:45 Uhr, drei jungen Männern, die nicht einschlafen konnten, eine Runde Placebos spendiert. Nach 15 Minuten träumten sie selig.

4.2.3 Homöopathie

Definition: Behandlungsmethode, die auf den ab 1796 veröffentlichten Schriften des deutschen Arztes Samuel Hahnemann, nach dem Motto *similia similibus curentur* beruht. Das heißt so viel wie „gleiches heilt gleiches“.

Vorgehensweise: Hat ein Patient Fieber, so bekommt er ein Medikament, das Fieber erzeugt, z. B. Meditonsin® Saft. Fieber wird also mit Fieber bekämpft. Soll prophylaktisch das Immunsystem gestärkt werden, so provoziert die homöopathische Arznei, z. B. Sonnenhut, den Anstieg von Leukozyten (weiße Blutkörperchen) im Blut. Diese Reaktion zeigt das Immunsystem normalerweise nur im Falle einer Infektion, wenn die Leukozyten tatsächlich zur Immunabwehr benötigt werden.

Herstellung der Arzneimittel: Die Grundsubstanzen werden einer „Potenzierung" unterzogen, d. h., sie werden wiederholt, meist im Verhältnis 1:10 oder 1:100, mit Wasser oder Ethanol verschüttelt oder mit Milchzucker verrieben. Die Verdünnung wurde im 18. Jahrhundert zunächst wegen der Giftigkeit vieler Stoffe durchgeführt. Erst in einer späteren Phase verordnete Hahnemann sogenannte Hochpotenzen, bei denen die Ausgangsstoffe so stark verdünnt wurden, dass sie nicht mehr nachweisbar waren.
Erwähnung im Arzneimittelgesetz: Für homöopathische Arzneimittel, die keine Wirkungen und Anwendungsgebiete benennen, reicht das Verfahren der einfachen Registrierung aus.[18]

4.2.4 Phytotherapie

Definition: Verwendung pflanzlicher Stoffe als Arzneimittel.
Die Pflanzenheilkunde gehört zu den ältesten medizinischen Therapien und ist auf allen Kontinenten und in allen Kulturen beheimatet. Es kommen grundsätzlich nur ganze Pflanzen oder Pflanzenteile z. B. Blüten, Blätter, Samen, Rinden oder Wurzeln zur Anwendung. Diese Teile werden frisch verzehrt oder als Tee, Saft, Tinktur, Extrakt, Pulver oder ätherisches Öl angewendet.
In den Staaten der EU müssen pflanzliche Fertigarzneimittel grundsätzlich, gemäß den Bestimmungen des Arzneimittelgesetzes, vor der Vermarktung behördlich zugelassen werden. Dazu sind Qualität, Wirksamkeit und Unbedenklichkeit nachzuweisen.

---

[18] DVD-Empfehlung: Hahnemanns Medizin.

4.2.5 Darreichungsformen

Galenik

Definition: Lehre von der Herstellung von Arzneimitteln.

Ein medizinischer Wirkstoff ist noch kein Arzneimittel. Der Wirkstoff wird mit Hilfsstoffen in Tabletten, als flüssiges Arzneimittel, als Creme oder als lang wirksames Depotarzneimittel, dem Patienten zugeführt. Durch die Art der Darreichung und der Hilfsstoffe lassen sich die Wirkdauer und die Konzentration der medizinischen Wirkstoffe im Blutplasma beeinflussen.

Darreichungsformen sind:

- Tabletten (Tbl.)
- Dragees (Drg.)
- Kapseln (Kps.)
- Suppositorien (Supp.) - Zäpfchen
- Ampullen, Trinkampullen
- Granulat
- Creme, Salbe, Gel
- Tropfen (Tr.)
- Augentropfen (AT)
- Saft
- Pflaster
- Implantate.

4.2.6 Applikationsformen

Definition: Verabreichungsform
Grundsätzlich wird die Verabreichung über den Magen-Darm-Trakt (enteral) von der Verabreichung unter Umgehung des Magen-Darm-Trakts (parenteral) unterschieden; (para = neben).

Enterale Applikationsformen:

- peroral – p. o. – über den Mund
- rektal – über den After.

Parenterale Applikationsformen:

- intravenös – i. v. – in die Vene
- intramuskulär – i. m. – in den Muskel
- subcutan – s. c. – unter die Haut
- intracutan in die Haut
- cutan – auf die Haut
- vaginal – über die Scheide
- intraokular – in das Auge
- inhalativ – über die Lunge
- intratracheal – in die Luftröhre
- intraartikulär – in das Gelenk.

4.3 Wirkung von Arzneimitteln

4.3.1 Pharmakokinetik

Definition: Gesamtheit aller Prozesse, denen ein Medikament im Körper unterliegt.

- Im Magen erfolgt die **Liberation** (Freisetzung) des Wirkstoffs
- Im Duodenum (Zwölffingerdarm) erfolgt die **Absorption** (Aufnahme) in den Blutkreislauf
- Über den Blutkreislauf wird der Wirkstoff im Körper verteilt. **Distribution**
- In den Zellen wird der Wirkstoff verstoffwechselt. **Metabolisierung**. Hierbei kommt der Leber die Rolle des Entgiftungsorgans zu. 10 – 20 % des Wirkstoffs werden bei der ersten Passage durch die Leber bereits abgebaut. Dieser Vorgang heißt *First-Pass-Effekt*
- Die **Exkretion** erfolgt zu 95% über die Nieren, kann aber auch über den Darm stattfinden. Alkohol wird bis zu 5 % über die Lunge abgeatmet. Darauf basiert der Alkoholtest. Der Ausatemgeruch heißt *foetor alcoholicus*. Auch Zwiebel- und Knoblauchgeruch wird abgeatmet. Da hilft kein Zähneputzen.

4.3.2 Pharmakodynamik

Definition: Lehre von der Wirkung von Arzneimitteln im Organismus.

Die **Dosis-Wirk-Beziehung** eines Medikaments besagt, bei welcher Dosierung entsprechende Effekte eintreten.

Beispielhaft gelten für die Einnahme von Acetylsalicylsäure (Aspirin®) bei Kopfschmerzen, folgende Fakten:

- 100 mg – keine Wirkung, Unterdosierung
- 1000 mg – effektive Dosis, um Kopfschmerzen zu behandeln
- > 6000 mg/Tag – toxische Dosis, Vergiftung

Manche Arzneimittel z. B. Digitalis, haben eine geringe therapeutische Breite. Das bedeutet, dass die effektive Dosis nahe an der toxischen Dosis liegt. Patienten, die regelmäßig Digitalis einnehmen, sollten engmaschig kontrolliert werden. Bei Verdacht auf eine Digoxinvergiftung kann der Digoxinspiegel im Blutserum bestimmt werden und der Patient kann bei Vergiftungserscheinungen ein Digitalis-Antidot (Gegengift) erhalten.

4.4 Umgang mit Arzneimitteln

4.4.1 Gebrauchsinformationen

Zu jedem Fertigarzneimittel gehört ein Beipackzettel mit folgenden Informationen:

- Name des Arzneimittels, Darreichungsform
- Wirkstoff und Hilfsstoffe
- Indikation (Anwendungsgebiet)
- Kontraindikation (Gegenanzeigen)
- Nebenwirkungen
- Wechselwirkungen mit anderen Medikamenten
- Dosierungsanleitung.
-

Beispiel: Voltaren Schmerzgel®

- Wirkstoff - Diclofenac
- Indikation – Schmerzzustand bei Zerrungen, Verstauchungen, Prellungen
- Kontraindikation – Überempfindlichkeit gegen Diclofenac, offene Verletzungen, Ekzeme (juckender Hautausschlag), Kinder unter 14 Jahren
- Nebenwirkungen – Pruritus (Juckreiz), Urtikaria (Nesselsucht)
- Wechselwirkungen – nicht bekannt
- Dosierungsanleitung - drei bis vier Mal täglich auf die Haut der betroffenen Region auftragen.

4.4.2 Compliance

Definition: Begriff für die Kooperationsbereitschaft des Patienten bei der Therapie. Bei Medikamenten ist das Einnahmeverhalten gemeint. Eine gute Compliance bedeutet, dass der Patient regelmäßig seine Medikamente einnimmt. Patienten mit schlechter Compliance halten sich nicht an die Dosierungsempfehlungen des Arztes.

Beispiel: Antibiotikum

Eine junge Patientin bekommt wegen einer Blasenentzündung ein Antibiotikum verschrieben. Dieses soll sie fünf Tage lang, morgens und abends, einnehmen. Da sie nach drei Tagen beschwerdefrei ist, setzt sie das Antibiotikum gegen die Arztanweisung ab. Eine Woche später kehren die Beschwerden zurück. Wegen mangelhafter Compliance hatte sie den bakteriellen Infekt ihrer Blase verschleppt, aber nicht auskuriert.

4.4.3 Arzneimittel-Missbrauch

In Deutschland sind nach Schätzungen von Experten etwa 1,4 bis 1,9 Millionen Menschen medikamentenabhängig. Zwei Drittel davon sind Frauen. Unabhängig vom Geschlecht sind ältere Menschen häufiger betroffen als jüngere.
Bei der Sucht wird die physische (körperliche) von der psychischen (seelischen) Abhängigkeit unterschieden. Meist trifft beides zu.

Arzneimittel mit Missbrauchs- beziehungsweise Suchtpotenzial sind Psychopharmaka, z. B.:

- Schlaf- und Beruhigungsmittel (z.B. Benzodiazepine)
- Anregungsmittel (Stimulanzien) und Appetitzügler z.B. Amphetamine
- Schmerz- und Betäubungsmittel (z.B. Opiate)

Abgesehen von den oben genannten Stoffgruppen gibt es noch weitere Substanzklassen, die potenziell gefährlich sind. Sie führen zwar nicht zu einer klassischen Medikamentensucht, werden aber oft missbräuchlich verwendet und können dadurch Gesundheitsschädigend sein.

- **Nasentropfen und -sprays** mit abschwellender Wirkung: Schon nach sechs Tagen hat sich der Körper an die Mittel gewöhnt. Werden die Tropfen abgesetzt, schwillt die Nasenschleimhaut sofort wieder an, was den Betroffenen veranlasst, das Mittel weiterhin zu nehmen, obwohl der eigentliche Schnupfen längst vorüber ist.
- **Laxantien** (Abführmittel): Der Darm gewöhnt sich schnell an die Wirkung des Medikaments, so dass sich nach Absetzen der Präparate eine Obstipation (Verstopfung) einstellt. Der Betroffene greift dann erneut zu Laxantien.

Missbräuchlich werden Laxantien von Menschen mit Anorexia nervosa (Magersucht) verwendet, um das niedrige Gewicht zu halten.

- **Diuretika** (Entwässerungstabletten): Werden oft nur eingenommen, um überschüssige Kilos los zu werden. Allerdings verliert der Körper dabei kein Fett, sondern nur reichlich Wasser und lebenswichtige Mineralstoffe. Die Folgen sind Elektrolytmangel (Mangel an Mineralsalzen), Obstipation, Schäden am Herz-Kreislauf-System und an den Nieren.
- **Wachstums- und Sexualhormone**: Sie sind ein beliebtes Dopingmittel im Wettkampfsport, sowie bei Bodybuildern. Testosteron und das Wachstumshormon HGH unterstützen den Aufbau von Muskelmasse.
- **Alkoholhaltige Arzneimittel, z. B. Franzbranntwein**: In vielen flüssigen Arzneimittelzubereitungen dient Alkohol als Trägersubstanz oder Konservierungsmittel für die Wirkstoffe. Der Ethanolgehalt solcher Arzneimittel wird oftmals unterschätzt. Mögliche Gesundheitsgefahren bestehen nicht nur durch Abhängigkeit, sondern auch durch Wechselwirkungen mit anderen Medikamenten, z. B. Schlaftabletten.

Eine nachhaltige Therapie bei Medikamentenmissbrauch kann nur erfolgen, wenn der Patient eine Krankheitseinsicht hat.
Am besten geeignet ist ein stationärer Klinikaufenthalt mit Medikamentenentzug, Einzelgesprächstherapie, Gruppengesprächstherapie und Gestalttherapie. Nach der Entlassung aus der Klinik ist es für den Patienten empfehlenswert sich, zur Stabilisierung, einer Selbsthilfegruppe anzuschließen.
Fehlt die Compliance, so ist nur die notfallmäßige Intervention möglich.

4.5 *Hausapotheke*

4.5.1 Ausstattung

Fieberthermometer, Kühlkompressen, Einmalhandschuhe, Zeckenzange, Erste-Hilfe-Anleitung.

Verbandmittel

- Sterile Kompressen
- Mullbinden und elastische Binden
- Verbandpäckchen
- Brandwunden-Verbandpäckchen
- Heftpflaster, Verbandklammern, Sicherheitsnadeln
- Wasserdichter Fixierverband
- Wundschnellverband, Pflasterstrips, Sprühpflaster
- Verbandwatte
- Splitterpinzette, Verbandschere.

Arzneimittel

- Erkältungsmittel, gegen Husten Fieber, Schnupfen und Halsschmerzen
- Mittel gegen Mückenstiche und Sonnenbrand
- Wunddesinfektionsmittel
- Wund- und Heilsalbe
- Salbe oder Gel gegen Prellungen, Zerrungen und Verstauchungen
- Bei Bedarf: Mittel gegen Verdauungsbeschwerden, z. B. Blähungen und Sodbrennen.

4.5.2 Aufbewahrung

Dunkel, trocken, kühl, außerhalb der Reichweite von Kindern, z. B. im Flur, in der Abstellkammer oder im Schlafzimmer.

Lehrplaneinheit 5: Bedeutung der Entwicklung und Sozialisation für die Gesundheit

5.1 Sozialisation und Entwicklung

5.1.1 Motorische Entwicklung

Bei den U-Untersuchungen der Kinderärzte wird die motorische Entwicklung beurteilt, um das Kind bei Bedarf rechtzeitig fördern zu können. Folgende Tabelle gibt einen groben Überblick:

Phase	Bezeichnung	Altersspanne	Motorik
1	Neugeborenes	1.– 3. Monat	Ungerichtete Massenbewegung
2	Säugling	4.– 12. Monat	Koordinierte Bewegung, z. B. Pinzettengriff, Krabbeln
3	Kleinkind	1.-3. Lebensjahr	Laufen, Hüpfen, Springen
4	Vorschulkind	3.-7. Lebensjahr	Erste Bewegungskombinationen z. B. Schwimmen
5	Frühes Schulkind	7.-10. Lebensjahr	Schnell Fortschreitende motorische Lernfähigkeit, z. B. Tennis
6	Spätes Schulkind	10.- 11. Lebensjahr	Beste motorische Lernfähigkeit
7	Pubertierender	12. – 14. Lebensjahr	Umstrukturierung motorischer Fähigkeiten aufgrund des schnellen Wachstums

Pinzettengriff - Rosine mit Daumen und Zeigefinger aufheben.

Jungen sind meist etwas schneller bei der motorischen Entwicklung als Mädchen. Mädchen sprechen dafür eher und mehr – wer hätt´s gedacht.

5.1.2 Sprachentwicklung

Altersspanne	**Motorik**
7.– 10. Monat	Mama, Papa, Auto
11.– 12. Monat	Kind versteht: „Gib mir den Ball.“
13.-17. Lebensmonat	Kind versteht 80 – 100 Wörter
18.- 24. Lebensmonat	Aktiver Wortschatz 20 – 50 Wörter
2.-3. Lebensjahr	Alltagssprache, Lieder lernen, einfache Sätze sind grammatisch korrekt
3.- 4. Lebensjahr	Passiver Wortschatz 1000 Wörter, „und“ wird für Verknüpfungen eingesetzt. Das Kind unterscheidet „mein, dein, ich, du“
4. – 5. Lebensjahr	Kind kann eine Geschichte erzählen
Ab dem 6. Lebensjahr	Im Vorschulalter hat das Kind einen Wortschatz von ca. 2500 Wörtern und versteht ca. 13000 Wörter. Die Sprachentwicklung ist jetzt abgeschlossen.

Diese Tabellen dienen als Richtwerte für Eltern und Mediziner und sollen dem Wohle des Kindes dienen. Leider werden sie inzwischen in Krabbelgruppen zum Konkurrenzkampf zwischen den Müttern missbraucht.

5.1.3 Seelische Entwicklung

<u>Erstes Lebensjahr:</u>

Entwicklungsziel:

- Bildung des Urvertrauens.

Die Anwesenheit der Mutter bzw. einer ständigen Bezugsperson ist existenziell notwendig. Weinende Säuglinge sollte man auf den Arm nehmen und nicht sich selbst überlassen. Mit ca. 8 Monaten erkennt das Kind fremde Gesichter. Es fremdelt. Das Kind erfährt die Umwelt über den oralen Kontakt. Alles wird in den Mund gesteckt.

<u>Zweites und drittes Lebensjahr:</u>

Entwicklungsziele:

- Das Kind wird mit dem Nahraum vertraut
- Das Kind kann alleine spielen
- Das Kind akzeptiert die ersten Verbote
- Das Kind beherrscht seine Ausscheidungsfunktionen.

Wenn die Mutter aus dem Zimmer geht, könnte sie genauso gut auf dem Mond sein. Das Kind versteht noch nicht, dass die Mutter im Nebenzimmer ist. Sie ist einfach weg. Strenges Toilettentraining ist nicht nötig. Das Kind wird von alleine „sauber“.

Trotzphase: das Kind merkt, dass es selbst entscheiden will. Es verbalisiert emotionale Befindlichkeiten. Weiterhin erkennt es das eigene Ich und interessiert sich für gleichaltrige.

Viertes und fünftes Lebensjahr:

Entwicklungsziele:

- Das Kind lernt sich durchzusetzen
- Das Kind bildet ein Gewissen aus
- Das Kind ordnet sich in die Regeln des Zusammenlebens mit Gleichaltrigen ein
- Das Kind identifiziert sich mit der eigenen Geschlechtsrolle.

In diesem Alter ändert sich der Realitätsbezug des Kindes. Es wird zunehmend kritischer und fragt oft „Warum?“. Die „Wenn – dann“-Logik setzt ein.

Frühes Schulalter:

Entwicklungsziele:

- Das Kind sozialisiert sich in der Schule
- Das Kind gewinnt eine befriedigende Stellung unter Gleichaltrigen
- Das Kind hat Freude an der Aufgabenbewältigung und dem Wissenszuwachs.

Durch den Besuch der Schule erfolgt eine weitere Loslösung vom Elternhaus. Eine neue Hierarchie unter Gleichaltrigen stellt sich ein. Der soziale Rang wird durch Eigenleistung und Begabung eingestuft. Durch schulische Verpflichtungen kommt es zu einer Kollision zwischen Pflicht und Neigung. Eine Bindung zu pädagogisch geschickten Lehrern als Bezugsperson findet statt.

Probleme in der Schule:
Enttäuschungen über geringe eigene Leistungen können durch die Erkenntnis der eigenen Minderbegabungen oder übertriebenen Ehrgeiz der Lehrer oder Eltern entstehen. Versagen trotz guter Leistungen kann durch relative emotionale Unreife bedingt sein, z. B. bei ständigem Lehrerwechsel oder Scheidung der Eltern. Eine Abkapselung und Gruppenbildung von Jungen und Mädchen, mit abschätziger Haltung gegenüber dem anderen Geschlecht, wurde in den 1960er Jahren durch die Koedukation (gemeinsame Beschulung) überbrückt.

Pubertät:
Entwicklungsaufgaben:

- Der Jugendliche löst sich von den primären Bezugspersonen
- Der Jugendliche wächst in die eigene Geschlechtsrolle hinein
- Der Jugendliche nimmt sein verändertes äußeres Erscheinungsbild an
- Der Jugendliche entwickelt seine eigene Identität und Haltung gegenüber allgemeinen Lebensproblemen, z. B. Beruf, Partnerschaft, Gesellschaft und Religion.

Die Veränderung des Hormonhaushalts bringt ein schnelles Wachstum und die Ausbildung der sekundären Geschlechtsmerkmale mit sich. Erste sexuelle Erfahrungen werden auch als *Sturm und Drangzeit* bezeichnet. Neue Erfahrungen führen zu einer Statusunsicherheit. Das Selbstbewusstsein verändert sich und übernommene Wertvorstellungen werden in Frage gestellt. Weiterhin bringt die Veränderung des Hormonhaushalts eine affektive Labilität mit plötzlichen Gefühlsausbrüchen mit sich. Die Ablösung von den Eltern kann bis zur Entfremdung führen. Neue Prioritäten können sich weg vom Lernen orientieren, wodurch ein Absinken schulischer Leistungen erfolgen kann.

Die Eltern sollten in ständigem Gespräch mit ihrem Kind bleiben, es nicht zu sehr drängen und einengen und gelassen bleiben. Sie sollten Achtung vor den Motiven und tief bewegten Gefühlen des Kindes bewahren und erzieherische Ansprüche auf essentielle Bestandteile beschränken wie z. B.

- Bewahrung des Jugendlichen vor Selbstgefährdung
- Förderung ausreichender Leistungen in der Schule bzw. Lehre
- Beachtung getroffener Vereinbarungen.

Entwicklungsphasen nach Sigmund Freud (1926)

Orale Phase (1. – 3- Lebensjahr)

- Lustgewinn durch Saugen
- Bildung der Grundhaltung des Charakters z.B. Urvertrauen, Trennungsempfindlichkeit.

Störungen können im späteren Leben zu einer misstrauischen Grundhaltung, Anorexia nervosa (Magersucht), Fettsucht oder Magengeschwüren führen.

Anale Phase (2. – 3. Lebensjahr)

- Lustempfindung durch Ausscheidung
- Bildung der Grundlage für die Beherrschung von Trieben.
- Es geht um die Problematik: haben/nicht haben; geben/nehmen
- Trotzphase: Selbstbeherrschung/Selbstbestimmung

Störungen führen zu Enuresis (Bettnässen), Nachtangst, Phobien, Stottern. Hier wurzeln zwanghafte und pedantische Charakterzüge.

Ödipale Phase (3. – 7. Lebensjahr)

- Entdeckung der Genitalien
- Ödipus Komplex – Die Liebe des Kindes zum gegengeschlechtlichen Elternteil
- Jungen reagieren mit Kastrationsangst
- Mädchen reagieren mit Penisneid

Der Ödipus Konflikt ist nur abnormal wenn er über das 7. Lebensjahr andauert.

Latenzphase (7. – 12. Lebensjahr)

- Wachstum
- Kind lernt Zusammenhänge zu erkennen

- Unterscheidung von real und irreal
- Gefühl für Raum und Zeit
- Psychische Probleme sind selten
- Depressionen wegen schlechter schulischer Leistungen können auftreten.

Pubertät (12. – 18. Lebensjahr)

- Abstraktes Denken
- Hormonell ausgelöste Triebspannung
- Körperliche Veränderungen, Kreislaufschwäche
- Labilität des Gefühlslebens
- Chance alte Kindkeitskonflikte zu lösen

Erkrankungen: Anorexia nervosa, Fettsucht, Depressionen, Weltschmerz.

Adoleszenz (18. – 25. Lebensjahr)

Zielsetzung, Selbstbestimmung, Übernehmen von Verantwortung.

Stufenmodell der psychosozialen Entwicklung nach Erikson[19]

Erik H. Erikson übernimmt bei seinem 1966 veröffentlichten Modell die fünf Stufen der psychosexuellen Phasenlehre Freuds und erweitert sie in eine soziale Dimension. Er beschreibt acht Lebenskrisen:

- Stadium 1. Lebensjahr - Säuglingsalter: Ur-Vertrauen vs. Ur-Misstrauen
- Stadium 2. - 3. Lebensjahr - Kleinkindalter: Autonomie vs. Scham und Zweifel
- Stadium 4. - 5. Lebensjahr - Spielalter: Initiative vs. Schuldgefühl
- Stadium 6. - 12. Lebensjahr - Schulalter: Werksinn vs. Minderwertigkeitsgefühl
- Stadium 12. - 16. Lebensjahr - Adoleszenz: Identität vs. Identitätsdiffusion und Ablehnung
- Stadium frühes Erwachsenenalter: Intimität und Solidarität vs. Isolierung
- Stadium Erwachsenenalter: Generativität vs. Selbstabsorption / Stagnation
- Stadium reifes Erwachsenenalter: Integrität vs. Verzweiflung.

[19] http://de.wikipedia.org/wiki/Stufenmodell_der_psychosozialen_Entwicklung

5.1.4 Persönlichkeitsmerkmale

Big Five Modell[20]

Definition: Modell, das fünf Dimensionen der Persönlichkeit beschreibt. Die Entwicklung begann in den 1930er Jahren von Louis Leon Thurstone, Gordon W. Allport und Henry Sebastian Odbert.

1. Neurotizismus

Dieses Konstrukt spiegelt individuelle Unterschiede im Erleben von negativen Emotionen wider und wird von einigen Autoren als emotionale Labilität bezeichnet. Der Gegenpol wird als emotionale Stabilität, Zufriedenheit oder Ich-Stärke benannt.

- Personen mit einer hohen Ausprägung in Neurotizismus erleben häufiger Angst, Nervosität, Anspannung, Trauer, Unsicherheit und Verlegenheit. Zudem bleiben diese Empfindungen bei ihnen länger bestehen und werden leichter ausgelöst. Sie tendieren zu mehr Sorgen um ihre Gesundheit, neigen zu unrealistischen Ideen und haben Schwierigkeiten, auf Stresssituationen angemessen zu reagieren.
- Personen mit niedrigen Neurotizismuswerten sind eher ruhig, zufrieden, stabil, entspannt und sicher. Sie erleben seltener negative Gefühle. Dabei sind niedrige Werte nicht zwangsläufig mit dem Erleben von positiven Emotionen verbunden.

[20] http://de.wikipedia.org/wiki/Big_Five_%28Psychologie%29

2. Extraversion

Diese Dimension beschreibt Aktivität und zwischenmenschliches Verhalten. Sie wird auch Begeisterungsfähigkeit genannt und ist der Introversion gegenübergestellt.

- Personen mit hohen Extraversionswerten sind gesellig, aktiv, gesprächig, personenorientiert, herzlich, optimistisch und heiter. Sie sind zudem empfänglich für Anregungen und Aufregungen.
- Introvertierte Personen sind zurückhaltend bei sozialen Interaktionen, gerne allein und unabhängig. Sie können auch sehr aktiv sein, aber weniger in Gesellschaft.

3. Offenheit für Erfahrungen

Mit dieser Eigenschaft werden das Interesse und das Ausmaß der Beschäftigung mit neuen Erfahrungen, Erlebnissen und Eindrücken zum Ausdruck gebracht.

- Personen mit hohen Offenheitswerten geben häufig an, dass sie ein reges Fantasieleben haben, ihre positiven und negativen Gefühle deutlich wahrnehmen sowie an vielen persönlichen und öffentlichen Vorgängen interessiert sind. Sie beschreiben sich als wissbegierig, intellektuell, fantasievoll, experimentierfreudig und künstlerisch interessiert. Sie sind bereit, bestehende Normen kritisch zu hinterfragen und auf neuartige soziale, ethische und politische Wertvorstellungen einzugehen. Sie sind unabhängig in ihrem Urteil, verhalten sich häufig unkonventionell, erproben neue Handlungsweisen und bevorzugen Abwechslung.
- Personen mit niedrigen Offenheitswerten neigen demgegenüber zu konventionellem Verhalten und zu konservativen Einstellungen. Sie ziehen Bekanntes und Bewährtes

dem Neuen vor und sie nehmen ihre emotionalen Reaktionen eher gedämpft wahr.

4. Verträglichkeit

Ebenso wie Extraversion ist Verträglichkeit in erster Linie eine Dimension, die interpersonelles Verhalten beschreibt.

- Ein zentrales Merkmal von Personen mit hohen Verträglichkeitswerten ist ihr Altruismus. Sie begegnen anderen mit Verständnis, Wohlwollen und Mitgefühl, sie sind bemüht, anderen zu helfen, und überzeugt, dass diese sich ebenso hilfsbereit verhalten werden. Sie neigen zu zwischenmenschlichem Vertrauen, zur Kooperativität und zur Nachgiebigkeit.
- Personen mit niedrigen Verträglichkeitswerten beschreiben sich im Gegensatz dazu als antagonistisch, egozentrisch und misstrauisch gegenüber den Absichten anderer Menschen. Sie verhalten sich eher kompetitiv (mit anderen in den „Wettstreit“ tretend) als kooperativ. Somit scheint die verträgliche Seite der Dimension eindeutig sozial erwünschter zu sein. Dennoch darf nicht vergessen werden, dass die Fähigkeit, für eigene Interessen zu kämpfen, in vielen Situationen hilfreich ist. So ist Verträglichkeit im Gerichtssaal nicht unbedingt eine Tugend.

5. Gewissenhaftigkeit

- Personen mit hohen Gewissenhaftigkeitswerten handeln organisiert, sorgfältig, planend, effektiv, verantwortlich, zuverlässig und überlegt.
- Personen mit niedrigen Gewissenhaftigkeitswerten handeln unsorgfältig, spontan und ungenau.

Zwischenmenschliche Unterschiede in den Ausprägungen der Big Five lassen sich etwa zur Hälfte durch den Einfluss der Gene erklären. Die anderen 50 % sind demnach durch Umweltfaktoren beeinflusst. Zu beachten ist, dass die geteilte Umwelt (Aufwachsen in der gleichen Familie) wenig Einfluss hat, sondern eher die individuelle Umwelt, z. B. Peergroups bei Jugendlichen.

5.2 Beziehungsgestaltung

5.2.1 Sozialer Rückhalt

Menschen mit intakter Familie, netten Kollegen und großem Freundeskreis leben länger und gesünder als jene, die nur wenig sozialen Rückhalt haben. Studien belegen, dass Menschen in einer glücklichen Partnerschaft am längsten leben, gefolgt von Singles, gefolgt von unglücklich verheirateten Paaren. Es kommt im mer wieder vor, dass nach Ableben eines Ehepartners, der andere kurz darauf folgt.

5.2.2 Wahrnehmung

1. Selbstbild

Definition: Vorstellung, die ein Mensch von sich selbst hat.

2. Fremdbild

Definition: Fremdeinschätzung; Vorstellung, welche die Umwelt von einem Menschen hat.

Selbstbild und Fremdbild stimmen nicht immer überein.

3. Wahrnehmungsfehler

Definition: Faktoren, welche die Wahrnehmung beeinflussen.

- Primäreffekt - erster Eindruck
- Halo-Effekt – von einer Eigenschaft wird auf eine weitere geschlossen z. B. blond und blöd ;-)
- Rezenzeffekt – kürzlich (*engl. recent*) eingegangene Informationen haben einen größeren Einfluss auf die Erinnerungsleistung als früher aufgenommene Informationen. Ursprung des Rezenzeffekts ist die längere Verfügbarkeit von aktuellen Informationen im Kurzzeitgedächtnis. Verkäufer nutzen diesen Effekt, indem sie das gewichtigste Kaufargument für den Kunden zuletzt nennen.

Weiter Faktoren welche die Wahrnehmung beeinflussen sind solche, die sich aus der sozialen Rolle, der Bewertung des sozialen Umfeldes, der Ähnlichkeit mit der Person des Beobachters, dem erlebten Kontrast zur Person des Beobachters oder einem logischen Fehler ergeben können.

5.2.3 Kommunikation

Bei der Kommunikation wird zwischen der verbalen und der non-verbalen Kommunikation unterschieden.

Das Grundmodell der **verbalen** Kommunikation:
Sender --- > Botschaft --- >Empfänger

Friedemann **Schulz von Thun** hat das „Vier Ohren Modell" postuliert.
Dabei hört der Empfänger auf unterschiedlichen Kanälen, die seinem Kopfkino entsprechen:

- Sachohr
- Beziehungsohr
- Appellohr
- Selbstoffenbarungsohr

Der Klassiker unter den Beispielen ist der Satz: „Die Ampel ist rot."

- Auf dem Sachohr gehört, ist dies eine Feststellung.
- Auf dem Beziehungsohr gehört könnte das heißen: „Schau doch hin, du Trottel, immer bist du im Straßenverkehr unaufmerksam."
- Auf dem Appellohr heißt das: „Tritt auf die Bremse."
- Hört der Empfänger mit dem Selbstoffenbarungsohr, so versteht er, dass der Sender z. B. Angst hat in einen Unfall verwickelt zu werden.

Frauen tendieren angeblich dazu auf dem Beziehungsohr und dem Appellohr zu hören.

Auf all diesen Kanälen kann auch gesendet werden. Kompliziert wird es dann, wenn der Sender eine sachliche Botschaft sendet und der Empfänger z. B. auf dem Beziehungsohr hört, weil sein Kopfkino das so zusammenreimt.
Wenn du üben willst, dann probiere den zweiten Klassiker aus: Das Fenster ist offen und du sagst: „Mir ist kalt."

Der bekannteste Vertreter zur **nonverbalen** Kommunikation ist Paul **Watzlawik**.

Er hat das Axiom (Grundsatz einer Theorie): „Man kann nicht, nicht kommunizieren." postuliert. Das heißt, dass die pure Anwesenheit eines Menschen bereits Kommunikation beinhaltet. Schaue dich unter deinen Mitmenschen um. Welche Kleidung tragen sie? Welche Frisur? Tragen sie Schmuck, haben sie Piercings oder Tattoos? Welche Körperhaltung, welchen Gang, welche Mimik und Gestik kannst du erkennen? Meine Erfahrung ist, dass Schüler sofort, wenn ich ins Klassenzimmer komme, abschätzen wie ich heute drauf bin. Das sind wohl alle kleine Watzlawiks.

5.3 Einflussfaktoren auf die Sozialisation

5.3.1 Soziale Ungleichheit – Armut, Bildungsunterschiede

Definition: Die ungleiche Verteilung materieller Ressourcen (z. B. Geldmittel, Boden, Rohstoffe, Energie) oder immaterieller Ressourcen (z. B. Bildung, Gesundheit. Prestige) in einer Gesellschaft.

Bestimmten sozialen Gruppen stehen die Möglichkeiten zur Nutzung gesellschaftlicher Ressourcen in unterschiedlichem Maße zur Verfügung. Soziale Ungleichheiten werden in der Bundesrepublik Deutschland sowohl zwischen Personengruppen, als auch zwischen bestimmten Bereichen festgestellt. Laut einer 2008 vom Deutschen Institut für Wirtschaftsforschung (DIW) veröffentlichten Studie, schrumpft die Mittelschicht in Deutschland seit Jahren. Ihr Anteil an der Gesamtbevölkerung ging von 62 % im Jahr 2000 auf 54 % im Jahr 2006 zurück. Entsprechend gestiegen sind die Bevölkerungsanteile an den Einkommensrandgruppen. Eine andere Studie des DIW von 2007 kommt zu dem Ergebnis, dass die Vermögensverteilung in Deutschland noch ungleicher ist als die Einkommensverteilung.

Die sozialräumliche Trennung zwischen armen und reichen Haushalten nimmt nach einer Studie der Deutschen Instituts für Urbanistik zu. Demnach werden über den Wohnungsmarkt und über die Lage sozial geförderter Wohnungen, arme Haushalte mit ihren Kindern in benachteiligte Viertel, z. B. Hochhaussiedlungen am Stadtrand, verdrängt.

Bildung gilt in den gegenwärtigen Gesellschaften der Industrienationen als eine der wichtigsten Dimensionen sozialer Ungleichheit.

Weiterhin wird eine soziale Ungleichheit im Gesundheitswesen festgestellt. Insbesondere sind Kinder aus armen Haushalten, Migranten, alleinerziehende Frauen und Arbeitslose von einem höheren Erkrankungsrisiko betroffen als andere Menschen.

5.3.2 Kulturelle Unterschiede – Migration

Als Migration oder Wanderung bezeichnet die Soziologie den dauerhaften Wechsel des Wohnortes von Menschen im geographischen oder sozialen Raum. Als internationale Migration wird der grenzüberschreitende Wohnsitzwechsel bezeichnet. Der Begriff „Schmelztiegel" (engl. *melting pot*) beschreibt die Assimilation (Verschmelzung) und die Integration (Zusammenschluss) von Einwanderern in die Kultur eines Landes. Die verschiedenen Kulturen und Werte sollen sich zu einer gemeinsamen integrierten nationalen Kultur mischen. Neben *melting pots* sind aber auch so genannte *salad bowls* vorzufinden, in denen nicht alle Kulturen verschmolzen werden, sondern Einwanderergruppen ihre mitgebrachten Kulturen klar abgrenzen und pflegen. Dies kann bis hin zur Ghettoisierung führen, die eine hohe Kriminalität nach sich zieht.

5.3.3 Soziale Rolle

Definition: Die Gesamtheit der einem Status (z. B. Mutter, Lehrer, Arzt, Polizist, Vorgesetzter, Priester) zugeschriebenen *kulturellen Modelle*. Dazu gehören von der Gesellschaft abhängige Erwartungen, Werte, Handlungsmuster und Verhaltensweisen.

Normen

Definition: Normen sind mehr oder weniger verbindliche Verhaltensvorschriften, die bestimmen, wie Werte einer Gesellschaft zu erfüllen sind. Es gibt drei Arten von Normen:

1. Statistische Norm, objektive Norm
   Durchschnittswert einer Bezugsgruppe z. B. die häufigste Schuhgröße in Deutschland ist Größe 38. Diese Norm ist objektiv und verteilt sich nach der Gauß´schen Verteilungskurve.
2. Ideale Norm, soziokulturelle Norm
   Vorstellungen, die in einer Gesellschaft vorherrschen z. B. Brad Pitt und Angelina Jolie sehen gut aus.
3. Funktionale Norm, subjektiv
   Persönliche Vorstellung des Individuums, z. B. Piercings und Tattoos sind schön.

Wertvorstellungen

Definition: Werte; von der Gesellschaft als erstrebenswerte, in sich wertvoll oder moralisch gut betrachtete Eigenschaften z. B. sittliche Ideale, tugendhafte Charaktereigenschaften und entsprechende Handlungsmuster.

Gender

Definition: Soziale oder psychologische Seite des Geschlechts einer Person im Unterschied zu ihrem biologischen Geschlecht.
Die Victress Initiative e. V. (http://www.victress.net) hat den Wahlspruch: „Excellence Knows no Gender“, soll heißen, dass exzellente Leistungen von beiden Geschlechtern in gleichem Maße erbracht werden können. Trotzdem tummeln sich in den Chefetagen weiterhin deutlich mehr Männer als Frauen. Das Genderkonzept wurde in den 1970er Jahren von der feministischen Forschung entdeckt und weiterentwickelt. Die Unterscheidung von „sex“ als natürlichem, unabänderlichem Geschlecht einerseits und „gender“ als sozial ausgehandeltem, veränderlichem Konzept andererseits bildete dabei die Basis für Kritik an den Verhältnissen zwischen Männern und Frauen.

Rollenkonflikte

Definition: Sozialer Konflikt bei dem sich die Erwartungen verschiedener Bezugsgruppen widersprechen.
Zu den wichtigsten Vertretern der Rollentheorie gehört Robert K. Merton. Er unterscheidet zwischen Intr**a**rollenkonflikten und Int**er**rollenkonflikten.
Ein Beispiel für den Intr**a**rollenkonflikt ist der Kellner, den die Gäste nach dem frischesten Fisch fragen, der aber die Miesmuscheln anpreist, weil der Chef gesagt hat, dass sie weg müssen, weil sie sonst unverzehrbar werden.
Ein Beispiel für den Int**er**rollenkonflikt ist die berufstätige Mutter. Der Vorgesetzte erwartet Überstunden, die Kinder erwarten ein warmes Abendessen.

5.3.4 Kritisches Lebensereignis – Lebenskrise

Definition: Eine Lebenskrise ist eine problematische, mit einem Wendepunkt verknüpfte, Entscheidungssituation.

Kritische Lebensereignisse gehören zum Erfahrungshorizont fast aller Menschen. Eine schwere Erkrankung, der Arbeitsplatzverlust, eine Trennung oder Scheidung, der Umzug ins Altenheim oder der Tod eines nahen Angehörigen sind kritische Lebensereignisse.

Innerhalb seiner Entwicklung durchläuft der Mensch phasenspezifische Krisen (vgl. 5.1.1. Stufenmodell nach Erikson) und Konflikte, welche durch die Konfrontation mit gegensätzlichen Anforderungen und Bedürfnissen ausgelöst werden. Ihre Bewältigung bezeichnet Erikson als Entwicklungsaufgabe. Laut Erikson kann Entwicklung nur dann stattfinden, wenn die anstehende Krise überwunden wurde. Krisen geben uns die Chance, anstehende Entwicklungsschritte nach zu holen, die wir aus der Kindheit und Pubertät aufgeschoben haben.

Die Literatur zu verschiedenen Krisen ist mannigfaltig. Das von mir herausgegebene Buch: „Warum pinkeln Sie in meinen Blumentopf? Vom charmanten Umgang mit der Alzheimer-Demenz" kann als Ratgeber für Angehörige von Dementen verstanden werden. Weiterhin findet sich Literatur zu Scheidung, Tod und Sterben, Krebserkrankungen, Depression, Midlife Crisis, Impotenz und vielen anderen Themen, auf dem Büchermarkt.

Coping

Definition: engl. *to cope with*, mit etwas fertig werden; Bewältigungsverhalten einer als bedeutsam oder belastend empfundenen Situation oder Lebensphase. Mit Coping werden Prozesse beschrieben, die dazu dienen, Belastungen kognitiv, emotional und aktiv handelnd auszugleichen und zu meistern.
Gutes Coping hängt von den inneren Ressourcen einer Person ab und davon, wie diese Ressourcen erkannt, aktiviert und genutzt werden. **Adaptive** Copingstrategien tragen zu einer langfristigen und nachhaltigen Lösung eines Problems bei, während bei **maladaptiven** Copingstrategien der Ablenkungscharakter im Vordergrund steht.

Drei-Stufen-Bewertung von Situationen nach **Lazarus**:

- Primary Appraisal (Primäre Bewertung)
  Situationen können positiv, als irrelevant oder als nur potentiell gefährlich bewertet werden. Wenn eine Situation als bedrohlich erlebt wird, kann sie als Herausforderung (z.B. bei einem Wettkampf), als Bedrohung (z.B. bei Verletzungsgefahr) oder als Schädigung / Verlust (z. B. Krankheit, Tod eines Angehörigen) interpretiert werden.

- Secondary Appraisal (Sekundäre Bewertung)
  Hier erfolgt eine Überprüfung, ob die Situation mit den verfügbaren Ressourcen bewältigt werden kann. Wenn die Ressourcen nicht ausreichend sind, wird eine Stressreaktion ausgelöst, auf die eine Bewältigungsstrategie folgt. Mögliche Verhaltensweisen sind der Kampf oder der Einsatz von Abwehrmechanismen wie z. B. Kopf in den

Sand stecken, Verdrängung, Verleugnung oder Rationalisierung.

- Reappraisal (Neubewertung)
  Die Neubewertung der Gesamtsituation findet kontinuierlich statt. Dabei werden die bisherigen Bewältigungsansätze auf ihre Wirksamkeit überprüft und ggf. verändert.

Drei Arten des Copings

- Problemorientiertes Coping
  Nach der Analyse der Situation wird eine Lösungsmöglichkeit gesucht. Das erfordert aktives Handeln oder das Unterlassen einer Handlung oder das Eingehen von Kompromissen und die Anpassung an die Gegebenheiten.
- Emotionsorientiertes Coping
  Hierbei wird versucht die unangenehmen Gefühle abzubauen ohne nach einer Lösung für das Problem zu suchen, z. B. Frustessen, Rauchen oder Alkoholkonsum. Die gesündere Variante ist das Problem eine Nacht zu überschlafen, um es am Morgen neu bewerten zu können.
- Bewertungsorientiertes Coping
  Die Belastung wird als Herausforderung wahrgenommen. Ressourcen werden freigesetzt, um angemessen zu reagieren. Das Gelingen hängt davon ab, ob konkrete Problemlösungsansätze gefunden werden.

Meist werden diese verschiedenen Bewältigungstrategien kombiniert.

5.4 Psychosomatische Störungen

5.4.1 Suchterkrankungen

Sucht

WHO-Definition von 1957: Zustand periodischer oder chronischer Vergiftung, hervorgerufen durch den wiederholten Gebrauch einer natürlichen oder synthetischen Droge und gekennzeichnet durch vier Kriterien:

- Unbezwingbares Verlangen zur Beschaffung und Einnahme des Mittels
- Tendenz zur Dosissteigerung
- Psychische und meist auch physische Abhängigkeit von der Wirkung der Droge
- Schädlichkeit für den einzelnen und die Gesellschaft.
-

Der Begriff *Sucht* wurde in der wissenschaftlichen Fachliteratur der vergangenen Jahre weitgehend durch die Begriffe *Abhängigkeit* und *Missbrauch* ersetzt.

Suchterkrankungen

Nicht nur stoffgebundene Süchte, z. B. Nikotinabusus (-missbrauch), Alkoholabusus und Medikamentenabusus zählen zu den Suchterkrankungen, sondern auch stoffungebundene Süchte führen bei den Abhängigen zu zwanghaften Verhaltensweisen. Diese Erkrankungen bezeichnen Experten als Verhaltenssüchte, z. B. Spiel-, Fernseh-, Internet-, Kauf-, Sex- oder Arbeitssucht. Die Handlungen wirken dabei ähnlich auf das Gehirn wie Drogen. Beim Kaufen oder Spielen werden vermehrt Endorphine (Glückshormone) ausgeschüttet. Wie bei stoffgebundenen Süchten können auch bei Verhaltenssüchten Entzugserscheinungen auftreten. Diese sind aber nicht körperlich, sondern psychisch bedingt. In den letzten Jahren ist Ritalin®, zur Leistungssteigerung, unter ehrgeizigen Schülern und jungen Arbeitnehmern zur Modedroge geworden. Die Erschöpfungszustände nach Ritalin®-Abusus haben, durch vermehrte Krankschreibungen, bereits einen gesellschaftlichen Schaden angerichtet.

Suchtprävention

Informationen zur Vorbeugung von Suchtentwicklung, sowie eine Beratung und Hilfe bei Suchtgefährdung und –erkrankung, können Betroffene beim Gesundheitsamt erhalten. Außerdem gibt es spezielle Fachstellen für Suchtberatung, die sich u. a. um die Kinder aus suchtbelasteten Familien kümmern.

5.4.1 Essstörungen

Anorexia nervosa

Definition: Magersucht.

Ursachen:

- Verzerrtes Körperbild

Bei anorektischen Patienten kommt es zu einer Störung der Wahrnehmung des eigenen Körpers. Auch wenn sie im Laufe der Erkrankung schon extrem viel Gewicht verloren haben, überschätzen sie ihren Körperumfang und halten sich für zu dick.

- Sexuelle Reifungsproblematik
- Abwehr gegenüber weiblicher Rolle
- Dominante Mutter
- Große Bedeutung familiärer Essgewohnheiten
- Leistungsorientierung.

Symptome:

- Extremes Untergewicht
- Frösteln
- Spröde Haare und Nägel
- Amenorrhoe (ohne Menstruation)
- Osteoporose
- Zahnverlust
- Hungerödeme
- Niereninsuffizienz
- Herzinsuffizienz.

Diagnostik:

- BMI (Body-Mass-Index) $< 17,5$
- Familienanamnese / Biographie

Therapie:

- Einzelgespräche
- Gruppengespräche
- Ernährungsberatung
- Gestalttherapie
- Selbsthilfegruppe
- Familientherapie
- Magensonde
- Intensivmedizin.

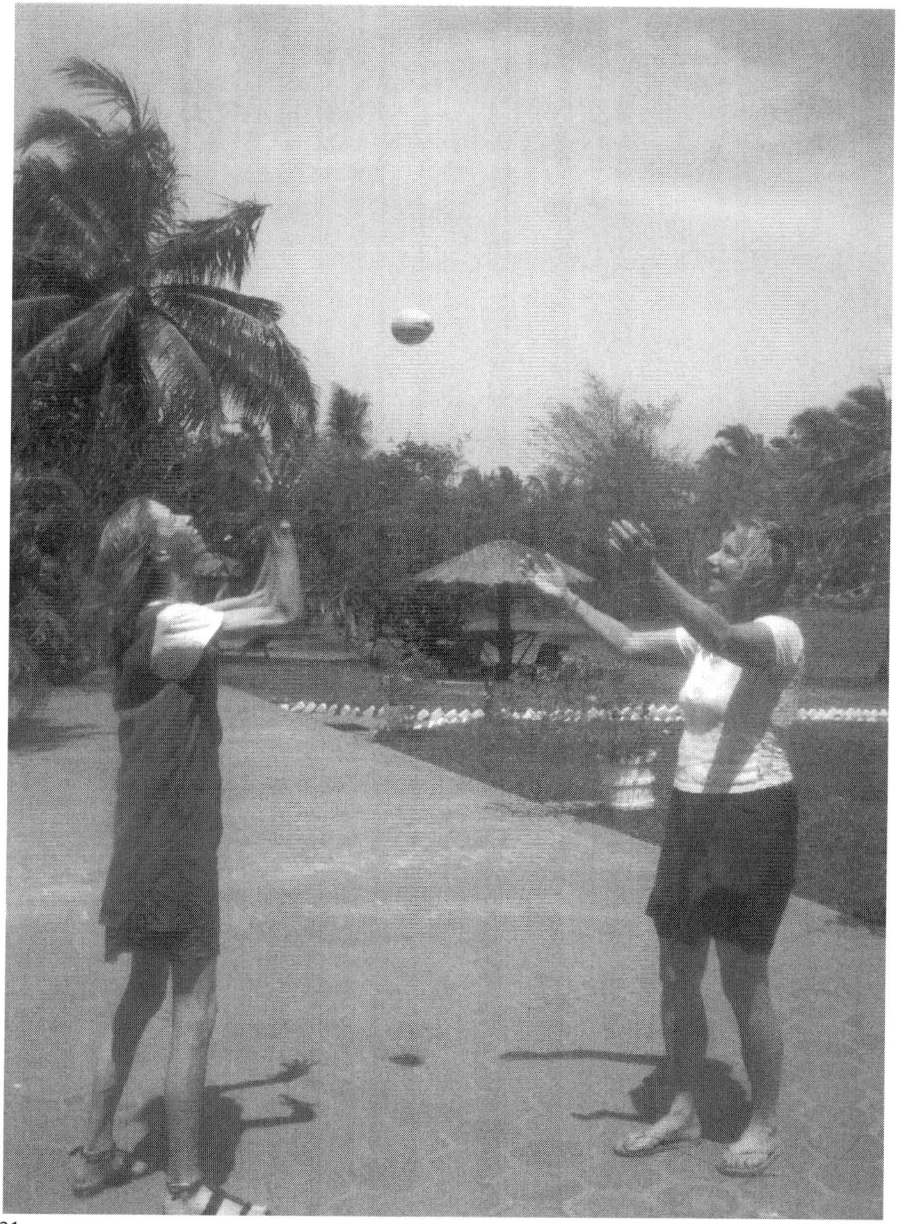

21

[21] Pia, geb. 1972 (BMI 13) mit Claudia, geb. 1960 (BMI 22). 28.8.2014.

AnorexPia, ein Interview von Claudia Bignion

Pia ist eine 42 Jahre alte Grundschullehrerin, die irgendwo in Deutschland wohnt. Seit 22 Jahren lebt sie mit der Diagnose: Anorexia nervosa.

„Ich bin nicht die typische Anorektikerin“, sagt sie. „Bei mir fing die Krankheit erst an, als ich zum Studium von zu Hause auszog. Ich wohnte in einer 5er WG. Bis heute habe ich mich nicht von meiner Familie abgelöst. Ich weiß immer was mein Vater zu einer Situation sagen würde und meistens hat er ja auch Recht. Bei allen Entscheidungen mache ich einen *mind check*, was er sagen oder tun würde.“

Pia berichtet über Ihre Familie

„Meine Mutter war immer sehr korrekt. Meine zwei Jahre jüngere Schwester und ich sollten nicht auffallen. Weder positiv, noch negativ. Jetzt spricht sie jeder auf mich an. Ich habe das perfekte Bild unserer Familie zerstört.

Ich war ein pflegeleichtes Kind, habe mich immer angepasst, war ruhig und habe mein Abi mit 1,5 bestanden, ohne groß dafür zu lernen. Meine Schwester, die normalgewichtig ist, war immer die *Drama Queen*. Sie hat alle Aufmerksamkeit auf sich gezogen.

Mein Vater konnte mit uns Kindern nicht umgehen. Er hat meinem Hund Lilli mehr Gefühl entgegen bringen können als mir. Seine Mutter ist eine schreckliche Oma für mich gewesen. Sehr streng und rabiat. Sie hat meinen Vater, als Kind, für zwei Stunden auf eine Fensterbank gesetzt. Er ist dort still sitzen geblieben und hat sich nicht bewegt, aus Angst, er würde gescholten und geschlagen werden. Ich bin mit dieser Oma mehrmals in den Urlaub gefahren, um meinen Vater zu schützen. Ich habe diese Urlaube gehasst, aber so konzentrierte sich ihre Aufmerksamkeit auf mich. Meine Schwester hat nicht ein einziges Mal bei ihr übernachtet.

Manchmal glaube ich, wir haben ein dunkles Familiengeheimnis. Mit meiner Mutter kann ich aber nicht reden. Bei Themen die sie nicht besprechen will, fängt sie entweder an zu heulen, sie geht aus dem Zimmer oder sagt, dass sie halt an allem schuld sei. Bei mir zu Hause liegt immer ein Gewitter in der Luft, das sich nie entladen konnte."

Auf meine Frage, ob Pia ihrer Schwester, der *Drama Queen*, mit ihrer Krankheit nicht die Show gestohlen hat, antwortet sie: „Nein, ich habe mich nie in Konkurrenz zu meiner Schwester gesehen."

Wie es begann

„Ich habe nie dem Schönheitsideal nachgeeifert. Ich hatte diese fixe Idee, dass ich nur essen darf, wenn ich vorher viele Kalorien verbraucht hatte. Deshalb habe ich viel Sport getrieben. Manchmal habe ich sieben Stunden auf meinem Cross Trainer verbracht. In den Ferien ging das besonders gut, denn sieben Stunden sind ja viel Zeit. Ich konnte 2000 kcal am Tag essen und habe trotzdem abgenommen, denn ich aß nach dem Belohnungsprinzip. Zuerst Sport, dann Essen. Dann habe ich mir eine

+/- Liste von Lebensmitteln gemacht. Alle hochkalorischen Lebensmittel waren auf der Minusliste. Am Ende waren nur noch Wassermelone, Rettich und Gemüsebrühe auf der Plusliste.

Bei meinen Eltern zu Hause habe ich ganze Stücke Torte in meiner Hosentasche verschwinden lassen. Brötchen wanderten in meinen weitärmeligen Pulli. Ich hatte das perfektioniert.
Jeden Tag nahm ich ein wenig mehr ab. Dass ich sterben könnte, habe ich nie befürchtet und ich war nie notfallmäßig auf einer Intensivstation. Ich hatte auch niemals Suizidabsichten.
Warum diese Sucht angefangen hat, weiß ich bis heute nicht. Manchmal habe ich den perversen Wunsch, ich wäre als Kind missbraucht worden. Dann gäbe es für mich wenigstens einen nachvollziehbaren Grund für meine Krankheit."

Pias Symptome

„Ich bin 174 cm groß und war schon immer schlank. Mehr als 56 kg habe ich nie auf die Waage gebracht. Jetzt wiege ich geschätzt zwischen 38 und 42 kg. Das entspricht einem BMI von 13. Das niedrigste Gewicht, das ich je hatte waren 32 Kilo

Ich habe kein Gefühl für mein Gewicht. Wenn fünf Frauen vor uns stehen von dünn bis dick, dann kann ich dich sofort in diese Reihe einordnen, mich selbst aber nicht.

Die Frauen in meiner Studenten-WG haben mir nicht gut getan. Sie hatten sehr viel Energie und deshalb bekam ich keine Luft. Mein Körper hat mit einer Nesselsucht reagiert. Überall, auch in den Ohren und in der Scheide. Ich habe furchtbar gelitten.

Mit 24 Jahren habe ich die Pille abgesetzt. Danach hatte ich keine Menstruation mehr.

Da ich viel Milch trinke habe ich kaum Osteoporose.

Meine Zähne habe ich teilweise verloren und teilweise sind sie überkront. Im Unterkiefer rechts, habe ich ein Implantat. Zu meinem Erstaunen ist es recht gut und schnell eingewachsen.

Durch das Hungern war mir immer kalt. Ich trug übereinander zwei Strumpfhosen, eine Thermo-Leggins und eine Hose. Am Oberkörper trug ich mehrere Pullis übereinander. Trotzdem habe ich immer noch gefroren.

Ein Mal hatte ich ganz dicke Beine. Die Ärztin sagte sie seien voller Wasser. Das nennt man Hungerödeme. Tatsächlich war der Albumin Wert (Eiweißwert) in meinem Blut sehr niedrig."

Pia hat dünne und kurze Fingernägel, aber wunderschöne, schulterlange Haare, wenn nicht gerade *bad hair day* ist.

Pia hat Rituale

„Ich habe einen Kontrollzwang; z. B. muss ich Stufen zählen.
Tagsüber habe ich nie gegessen. Jetzt tue ich es nur manchmal, wenn ich mit meinen Kollegen bei einem Ausflug zum Mittagessen gehe.
Meine Essenszeit beginnt genau um 18 Uhr. Ich schaue schon vorher immer wieder auf die Uhr. Am Nachmittag kaufe ich viel ein. Zu meiner Ernährung gehören Papayas, Wassermelonen, Salat und Tomaten. Mein Kühlschrank ist immer voll. Täglich schäume ich mir 1,5 Liter Milch auf. Die löffele ich über mehrere Stunden.

Früher bin ich nirgends ohne meinen Milchaufschäumer hingefahren. Zuerst bereite ich alles zu und decke meinen Tisch. Auf die Minute genau um 18 Uhr beginne ich zu essen. Manchmal sind das Orgien, die bis nachts um 2 Uhr dauern. Ab und zu mache ich etwas, das nenne ich *rückwärts essen*. Ich nehme z. B. einen Löffel Nutella in den Mund, damit ich den Geschmack habe. Dann spucke ich die Nutella wieder aus. Ich habe nie gekotzt!
In meinem Leben habe ich schon unzählige Urlaube abgebrochen, weil ich meine Rituale nicht durchführen konnte. Im Alter von 41 Jahren habe ich es zum ersten Mal geschafft ohne Milchaufschäumer zu verreisen und
16 Nächte im Hotel zu verbringen. Ich habe sogar auf meinen Sport verzichtet."

Pia spricht über Freundschaften und Sexualität

„Ich habe keine beste Freundin. Immer habe ich mein Leben mit angezogener Handbremse gelebt. Weder kann ich wütend sein, noch toben, noch traurig sein. Wenn ich eingeladen werde, sage ich gleich, dass ich nicht lange bleibe und kurz vor dem Termin sage ich kurzfristig ab. Ich bin asozial. Mit 18 hatte ich einen Freund. Wir haben geknutscht und es wäre beinahe zum Geschlechtsverkehr gekommen, doch ich habe ihn ausgebremst und ihn gebeten noch zwei Tage zu warten, da ich einen Termin beim Frauenarzt hatte, um mir die Pille verschreiben zu lassen. Am nächsten Tag hat er Schluss gemacht. Danach habe ich nie mehr etwas mit einem Mann angefangen. Ich bin noch Jungfrau. Die Pille habe ich eine Zeit lang genommen. Nicht, weil ich unbedingt Sex haben wollte, sondern weil man das so tut. Inzwischen gefällt mir wieder ab und zu ein Mann. Dann spüre ich so leichte Schmetterlinge im Bauch. Momentan habe ich einen Freund, der mir gut gefällt. Mit ihm habe ich vor einigen Monaten ein Wochenende, mit Hotelübernachtung, in einer anderen Stadt verbracht. Ich kann mir vorstellen mit ihm in den Urlaub zu fahren. Er ist total liebenswert. Leider hat er sich als homosexuell geoutet."

Pia spricht über ihren Beruf

„Vor zwei Jahren habe ich die Stelle gewechselt. Das Mobbing habe ich nicht mehr ertragen. Die Kollegen signalisierten mir, dass ich nicht dazu gehöre. Ich habe sie zu mir nach Hause eingeladen, doch es kam nie eine Gegeneinladung.

Ich war eingeschüchtert und habe mich selber klein gemacht und geglaubt, dass ich etwas leisten muss bevor ich Ansprüche stellen kann. Häufig habe ich mich ohne Grund entschuldigt. Jetzt habe ich gelernt zu meiner Chefin statt „Entschuldigung", „Passt es gerade" zu sagen, wenn ich etwas von ihr will. Bei meiner neuen Stelle bin ich gut integriert. Ich gehe auch mit den Kollegen zum Mittagessen. Das habe ich früher nie getan, weil ich immer das Gefühl hatte, sie würden *Erbsen zählen*, also genau aufpassen was ich esse.

Die Kinder sind sehr direkt. Sie fragen mich warum ich zu dünn bin und ich sage ihnen, dass ich zu wenig esse.

Die Eltern denken wohl als erstes wenn sie mich sehen, dass ich häufig krank bin. Das stimmt aber nicht. Ich habe auch nicht mehr Krankheitstage als meine Kollegen. Wegen meines Untergewichts bin ich allerdings nicht verbeamtet worden.

Der Elternabend bringt mich aus meinem Konzept. An diesen Abenden bin ich zuerst unruhig, dann sarkastisch und dann zynisch, da ich um 18 Uhr mein Essritual habe und schnell nach Hause will. Ich kann mich dann selbst nicht mehr leiden. Am Anfang des Elternabends sage ich, dass wir nur das Wichtigste besprechen und vertage Einzelgespräche auf einen anderen Termin, damit ich schnell nach Hause komme. Für diesen Abend reiße ich mich aber immerhin zusammen und gehe hin. Ich bin ja die Gastgeberin. Früher bin ich den Eltern gegenüber offensiv mit meiner Krankheit umgegangen. Dafür gab es zuerst Bewunderung, dann Mitleid, dann Erschrecken und am Ende erklärten die Eltern, dass sie mit all der Information überfordert seien. Jetzt sage ich nichts mehr zu diesem Thema."

Pia erklärt was sie von verschiedenen Therapiemöglichkeiten hält

„Ich habe eine **Ernährungsberaterin**, mit der ich in einer **Therapiegruppe** zusammen gekocht habe. Sie hat sich eine Portion auf den Teller aufgetan, die normal ist. Ich habe es nachgemacht, da ich keine Ahnung hatte welche Portionsgröße tatsächlich normal ist. Allerdings haben sich in der Kochgruppe auch Dramen abgespielt. Eine Teilnehmerin hat Schreikrämpfe und einen hysterischen Anfall bekommen, weil sie ein Stück Schokolade gegessen hatte und unter der Vorstellung litt, dass sie jetzt einen ganz dicken Bauch bekommt. Das war furchtbar.

Einmal war ich in einer **Selbsthilfegruppe**. Das war extrem. Die Frauen haben sich gegenseitig Tipps gegeben wie man hungert und sich auf *pro-ana* Seiten im Internet aufmerksam gemacht, auf denen die Anorexia nervosa verharmlost wird. Sie haben Wetten abgeschlossen, wer es am längsten ohne Essen aushält. Das war total kontraproduktiv. In dieser Gruppe wurden wir auf **Video** aufgenommen, damit wir sehen, wie dünn wir sind. Klar habe ich das gesehen, doch es hat mir nicht viel gebracht.

In einer **Wohngruppe** habe ich nie gewohnt.
Momentan gehe ich alle zwei Wochen zur **Psychotherapie**. Das geht 25 Mal. Danach muss ich bei der Kasse einen neuen Antrag stellen. Das bringt mich weiter. Jetzt kann ich mehr unter Menschen gehen. Ich habe meinen Crosstrainer verkauft und trainiere statt sieben Stunden am Tag nur noch 1,5 Stunden am Tag, mit einer neuen Freundin, im Fitness Studio.

Für ein Jahr hatte ich mir eine **Magensonde** legen lassen, mit der ich mir 1000 kcal pro Tag über einen Katheter zuführte. Ich hielt das für notwendig, da ich einfach nicht so viel essen konnte und wollte, da ich Angst hatte in eine Fresssucht zu verfallen. Die Eintrittsstelle, die ca. 3 cm über meinem Bauchnabel lag, hat sich aber entzündet und deshalb habe ich diese Form der Ernährung wieder aufgegeben."

Pias Meinung über Hilfeleistung bei Anorexia nervosa
„Betroffene können sich selber nicht aus der Situation herausnehmen. Sie sind auf fremde Hilfe angewiesen. Familie, Freunde und Lehrer sollten die Betroffenen ansprechen und Hilfe anbieten. Das wird nicht sofort funktionieren, denn am Anfang steht die Verleugnung. Es ist wichtig, dass die Bezugspersonen immer

wieder am Ball bleiben und immer wieder das Thema ansprechen. Nur ein funktionierendes soziales System ist hilfreich, da die Betroffenen eine Rückzugstendenz haben. Ein Klinikaufenthalt ist sehr hilfreich. Die Klinik Roseneck z. B., ist eine bekannte Klinik für Menschen mit Essstörungen."

Epilog

Liebe Pia, die Anorexia nervosa geht uns alle an. Wir haben einige Tage miteinander verbracht und uns für dieses Interview sechs Stunden lang intensiv unterhalten. Herzlichen Dank für deine offenen und schonungslosen Antworten. Du hast unseren Lesern einen Einblick in eine für sie unbekannte Welt gegeben und sie damit um Wissen und neue Einsichten bereichert.

Bulimie

Definition: Ess- und Brechsucht

Ursachen:

- Neigung zu depressiven Reaktionen
- Nachahmung des Schlankheitsideals (soziokultureller Faktor)
- Verlusterlebnisse
- Partnerschaftskonflikte.

Symptome:

- Verätzter Zeigefinger
- Zerstörung des Zahnschmelzes
- Verätzung des Ösophagus (Speiseröhre)
- Isolation
- Häufig selbstbewusstes und gepflegtes Erscheinungsbild.

Diagnostik:

- bleibt manchmal Jahre lang unerkannt

Therapie:

- Einzelgespräche
- Gruppengespräche
- Gestalttherapie
- Selbsthilfegruppe.

Bericht einer Patientin mit Bulimie

„Mit dem Erbrechen ließ ich mir Zeit. Manchmal saß ich nach dem Essen noch eine halbe Stunde am Tisch, rauchte eine Zigarette und genoss das Gefühl unendlicher Ruhe, die mein prall gefüllter Bauch und der Alkoholrest mir verschafften.
Das Erbrechen nahmen mir das Gefühl wieder, dennoch empfand ich es als befreiend und erlösend. Mir schien, als spuckte ich mit meinem Essen den ganzen Tag heraus. Meinen Essplatz, den Herd, die Küche und das Geschirr säuberte ich nur selten, und dann auch nur so, dass meine Vorbereitungen ungestört vonstattengehen konnten, oder wenn sich auf Tellern oder an Topfrändern Schimmel bildete. Oft aß ich mehrere Wochen vom selben, immer ungespülten Teller.
Zu Beginn des Anfalls versuchte ich, das Essen noch zu genießen und langsam zu essen. Meist las ich dabei in irgendwelchen Modemagazinen. Nach und nach aber verlor ich immer mehr die Kontrolle und schlank das Essen immer hastiger in mich hinein. Irgendwann stand ich auf und machte mich voller Hast über die nächste Speise her. Ich spürte ein immer heftigeres pochen im Kopf und aß immer noch hastiger. Anstatt aufzuhören und das auszuhalten, fraß ich immer weiter. Ich schmeckte längst nichts mehr. Aber nun war es wie ein Zwang. Ich musste alles, was da war, in mich reinschlingen: wenn alle Süßigkeiten verschwunden waren, noch einige Scheiben Brot mit extra viel Erdnussbutter und Honig, damit es mir so richtig schlecht wurde und danach das Kotzen einfacher ging. Nach der Prozedur beseitigte ich alle Spuren und konnte jedes Mal gar nicht glauben, dass ich so riesige Nahrungsmengen in mich hineingefressen hatte."

Aus Gerlinghoff/Backmund: Der heimliche Heißhunger.

ISBN 3-423-36036-4

Fresssucht

Definition: Esssüchtige essen zwanghaft und denken dauernd ans Essen und an die Folgen für ihren Körper. Sie essen entweder zu viel oder sie kontrollieren ihr Gewicht mit komplizierten Systemen von Essen, Diäten, Fasten und Bewegung.

Ursachen:
Gerne werden eine genetische Veranlagung, die Hormone (z. B. Kortisoneinnahme, Schilddrüsenunterfunktion), eine falsche Ernährung und Bewegungsmangel für das übermäßige Essen verantwortlich gemacht. Das stimmt nur bei einem geringen Prozentsatz der Patienten.
Fresssucht ist hauptsächlich eine seelische Störung.
Als Grundsatzfrage für den Patienten gilt: „Welchen Vorteil bringt es mir dick zu sein?“.
Zum Beispiel kann ein unbewusster Grund für die Fressucht eine Beziehungsangst sein. Frauen neigen zur Fresssucht mit dem Gedanken, dass sich sowieso kein Mann für sie interessiert, weil sie so dick aussehen. Bewusst wünschen sie sich häufig einen Partner, das Unbewusste sabotiert aber diesen Wunsch.

Symptome:

- Adipositas (Fettleibigkeit)
- Fettleber
- Arthrose
- Isolation
- Gefühl ein Versager zu sein
- Gefühl ein Außenseiter zu sein.

Diagnostik:

- BMI >30, Adipositas per magna BMI >40.

Therapie:

- Abklärung einer Hypothyreose (Schilddrüsenunterfunktion)
- Psychotherapie
- Diätberatung
- Bewegung
- Magenband.

Binge Eating Disorder

Definition: Essattacken die im Zusammenhang mit suchtartigen Heißhungergefühlen auftreten. Von Binge Eating wird gesprochen, wenn während mindestens sechs Monaten an zumindest zwei Tagen pro Woche ein Anfall von Heißhunger auftritt, bei dem in kürzester Zeit ungewöhnlich große Mengen an Nahrungsmitteln aufgenommen werden. Der Betroffene verliert die Kontrolle über die Nahrungsaufnahme.
Außerdem müssen mindestens drei der folgenden sechs Bedingungen zutreffen:

- essen, ohne hungrig zu sein
- besonders schnelles Essen
- essen, bis ein unangenehmes Gefühl einsetzt
- allein essen, um Gefühle von Schuld und Scham zu vermeiden
- die Ess-Anfälle werden als belastend empfunden
- nach dem Ess-Anfall treten Gefühle von Ekel, Scham oder Depressionen auf.

Obwohl die Essattacken jeweils nur kurz dauern, kann die BED (Binge Eating Disorder) zu Adipositas führen. Von der Bulimie unterscheidet sich BED durch die ausbleibenden Maßnahmen, eine Gewichtszunahme durch Erbrechen, Sport oder Fasten zu verhindern.

5.5 Schutzfaktoren

5.5.1 Ressourcen

Definition: In der Psychotherapie sind Ressourcen innere Potentiale eines Menschen, z. B. Fähigkeiten, Fertigkeiten, Kenntnisse, Geschicke, Erfahrungen, Talente, Neigungen und Stärken, die ihm oftmals gar nicht bewusst sind.

Diese Ressourcen können genutzt werden um erfolgreich zu sein, Lebenskrisen zu bewältigen oder Sucht zu vermeiden. Innerhalb der Psychotherapie können diese als Kraftquellen genutzt werden, um den Heilungsprozess zu fördern.

Die heutzutage sehr gefragten Coaching Seminare und Einzelcoachings für den beruflichen Erfolg oder Glanzleistungen im Sport, dienen dazu die individuellen Ressourcen eines Menschen zu entdecken und zu nutzen.

5.5.2 Resilienz

Definition: In der Psychologie ist Resilienz die Widerstandsfähigkeit der Seele.

Fakten:

- Resilienz ist nicht angeboren, sondern erlernbar.
- Resilienz kann mit der Zeit und unter verschiedenen Umständen variieren
- Kein Mensch ist immer gleich widerstandsfähig
- Die Wurzeln für die Entwicklung von Resilienz liegen einerseits in der Person des Menschen, andererseits in seiner Lebensumwelt.

Es gibt Kinder, die unter außerordentlich schlechten Bedingungen aufwachsen und sich – entgegen aller Erwartungen – erstaunlich positiv entwickeln. Folgende Faktoren wirken sich stärkend auf die Resilienz aus:

- eine stabile, emotional-positive Beziehung zu mindestens einer Bezugsperson, aufgrund derer das Kind ein sicheres Bindungsmuster entwickeln kann (z. B. Oma hat immer Vorgelesen)
- ein Erziehungsstil, der durch Wertschätzung und Akzeptanz dem Kind gegenüber, sowie durch ein unterstützendes und strukturierendes Erziehungsverhalten gekennzeichnet ist
- kompetente und fürsorgliche Erwachsene außerhalb der Kernfamilie, die als positive Rollenmodelle dienen, Mut zusprechen und vorleben, wie man Krisensituationen im Alltag bewältigt (z. B.
Großeltern, Freunde, Lehrer)
- positive Kontakte zu Gleichaltrigen
- wertschätzendes Klima in Bildungseinrichtungen.

Beispiel:
Der Drogenkonsum bei Jugendlichen ist in über 90 % eine passagere Erscheinung. Bei guter Resilienz ist diese Phase nach ca. 2 – 3 Jahren wieder vorbei. (Medizinische Psychologie, Uni Heidelberg, Ullrich-Kleinmanns, Jungabele, Weinhold, Verres).

Empfehlung: https://www.gooding.de/organization/rebound-programm-fuer-soziales-lernen-1313

Umgang mit Stress, Selbstfürsorge

Definition von Stress nach Lazarus (1984): Psychologischer Stress ist eine bestimmte Beziehung zwischen Individuum und Umwelt, die von der Person als entweder beanspruchend oder die eigenen Bewältigungsmöglichkeiten übersteigend bewertet wird. Das Individuum sieht das eigene Wohlbefinden durch diese Beziehung als gefährdet an.

Psychische Stressoren:

- Überforderung in der Schule
- Prüfungsangst
- Überforderung am Arbeitsplatz
- Zeitmangel
- Multitasking z. B. ständige Unterbrechungen durch EDV-Ausfall, Telefonanrufe und Kollegen
- Hohe Verantwortung für Menschen und Werte
- Angst vor Arbeitsplatzverlust
- Konkurrenzdruck
- Streit in der Partnerschaft oder Familie.

Physische Stressoren:

- Lärm
- Kälte bzw. Hitze
- Nacht- und Schichtarbeit
- pausenloses Arbeiten
- Blendung durch falsche Beleuchtung.

Symptome:

- Kopfschmerzen
- Magenschmerzen
- Appetitlosigkeit
- Fressattacken
- Übermüdung
- Schlaflosigkeit
- Gefühl von Frustration
- Gefühl von Verzweiflung.

Therapie:

- Stress Management
- Optimierung der Work-Life-Balance
- Autogenes Training
- Sport
- Yoga[22]
- Zeitmanagement
- Freizeitstress vermeiden.

[22] http://www.yoga-mit-brita.de/

5.6 Gesundheitserziehung

Definition: Anleitung der Bevölkerung zur Gesunderhaltung des eigenen Körpers beizutragen.

Die Gesundheitserziehung sollte schon beim Kleinkind anfangen. Die Eltern sollten auf Körperhygiene, Zähne putzen, vitaminreiche Ernährung und Bewegung an der frischen Luft achten. Vom Kindergarten werden sie unterstützt, indem die Gesundheitserziehung vertieft wird. Weiterhin werden vom Gesundheitssystem Impfungen, Vorsorgeuntersuchungen und Präventionsmaßnahmen wie „Gesundes Frühstück" angeboten. Das Ziel der Gesundheitserziehung ist, dass Menschen Eigenverantwortung für ihre Gesundheit übernehmen. In der Praxis erweist sich leider, dass Patienten gerne die Verantwortung an den Arzt abwälzen. Z. B. wollen viele Patienten lieber eine Spritze, Tabletten oder eine OP in Kauf nehmen, als selbst etwas für ihre Gesundheit zu tun. Warum Fett absaugen, wenn Diät und Sport helfen?

5.6.1 Motivation

Definition: Der Begriff *intrinsische Motivation* bezeichnet das Bestreben, etwas um seiner selbst willen zu tun, weil es Spaß macht, Interessen befriedigt oder eine Herausforderung darstellt. Bei der *extrinsischen Motivation* steht dagegen der Wunsch im Vordergrund, bestimmte Leistungen zu erbringen, weil man sich davon einen Vorteil z. B. eine Belohnung verspricht oder Nachteile z. B. Bestrafung vermeiden möchte.

5.6.2 Bedürfnisse

Abraham Maslow (1908 – 1970) war ein US-amerikanischer Psychologe. Er hat aus seinem Menschenbild heraus ein Stufenmodell der Motivation entwickelt, das unter dem Begriff *Bedürfnispyramide nach Maslow* berühmt geworden ist:

1. Grundbedürfnisse: Essen, Trinken, Schlaf
2. Sicherheitsbedürfnis: Dach über dem Kopf, Versicherungen
3. Sozialbedürfnis: Partner, Freunde
4. Bedürfnis nach Anerkennung und Wertschätzung
5. Selbstverwirklichung.

Erst wenn das vorhergegangene Bedürfnis befriedigt wurde, ist der Mensch in der Lage sich um das nächste Bedürfnis zu kümmern. Wenn ein Mensch z. B. erschöpft und müde ist, wird er nicht motiviert sein auf die nächste Party zu gehen, um seine Freunde zu treffen.

Lernen:

Definition: Absichtlicher oder beiläufiger Erwerb von geistigen, körperlichen und sozialen Kenntnissen, Fähigkeiten und Fertigkeiten. Aus lernpsychologischer Sicht wird das Lernen als ein Prozess der relativ stabilen Veränderung des Verhaltens, Denkens oder Fühlens aufgrund von Erfahrung oder neu gewonnenen Einsichten aufgefasst.

Klassische Konditionierung

Nicht zu verwechseln mit Maslow ist Pawlow derjenige mit dem sabbernden Hund. Pawlow hatte im Verlauf seiner mit dem Nobelpreis ausgezeichneten Experimente zum Zusammenhang von Speichelfluss und Verdauung beobachtet, dass bei Zwingerhunden schon die Schritte des Besitzers Speichelfluss auslösten, obwohl noch gar kein Futter in Sicht war. Um diese Hypothese zu prüfen, gestaltete er 1905 ein Experiment: Auf die Darbietung von Futter, (unbedingten Reiz), folgt Speichelfluss (unbedingte Reaktion). Auf das Ertönen eines Glockentons (neutraler Reiz) erfolgt nichts. Wenn aber der Glockenton wiederholt in engem zeitlichem Zusammenhang mit dem Anbieten von Futter erklingt, reagieren die Hunde schon allein auf den Ton mit Speichelfluss. Dieses Phänomen wird als klassische Konditionierung bezeichnet.

Operante Konditionierung

Definition: Instrumentelle Konditionierung; führt eine bestimmte Verhaltensweise zur erwünschten Konsequenz, so erhöht sich die Wahrscheinlichkeit, dass dieses Verhalten zukünftig wieder auftritt.

Ein 1913 von Thorndike postuliertes Lernprinzip, welches das Lernen am Erfolg beschreibt. Diese Methode wurde von Skinner (1930) perfektioniert und ist eine wichtige Säule im Konzept des Behaviorismus (Verhaltensforschung).

- Verstärkung durch positiven Reiz - Ein Schüler kommt wiederholt verspätet in den Schulunterricht. Da die Mitschüler bewundernd lachen und die Lehrer nichts gegen den Regelverstoß unternehmen, empfindet der Schüler die Konsequenz für sein Verhalten als positiv. Durch diesen positiven Verstärker wird der Schüler voraussichtlich auch in Zukunft zu spät kommen, um wieder in den Genuss des Verstärkers zu kommen
- Verstärkung durch Wegfall eines negativen Reizes – Wenn der Täter gesteht, wird er nicht mehr gefoltert
- Bestrafung – Wenn der Hund in die Wohnung uriniert, wird er mit der Zeitung verhauen
- Bestrafung durch Wegfall eines positiven Reizes – Wenn das Kind nicht im Haushalt hilft bekommt es Fernsehverbot
- Löschung – Wenn der Bettler nach einem Euro fragt und er immer wieder ignoriert wird, gibt er irgendwann auf.

Lernen am Modell

Definition: Lernvorgänge, die auf Beobachtung des Verhaltens von menschlichen Vorbildern beruhen.

Das *Lernen am Modell* gilt als dritte Form des menschlichen Lernens, da es zeitlich nach der klassischen und operanten Konditionierung entwickelt wurde, unter anderem von Albert Bandura (1963).

Damit Lernen durch Beobachtung stattfinden kann, müssen beim Individuum vier Prozesse ablaufen:

- Aufmerksamkeitsprozesse (das Gesehene wird wahrgenommen, „lernen mit den Augen")
- Gedächtnisprozesse (das Gesehene bleibt erinnerbar)
- motorische Reproduktionsprozesse (das Beobachtete zeigt sich in einer Handlung)
- Motivations- und Verstärkungsprozesse (Das Verhalten wird imitiert, weil die Modellperson mit ihrem Verhalten Erfolg hat oder weil der Lernende einen positiven emotionalen Bezug zu dieser Person hat).

Lernen durch Einsicht

Definition: kognitives Lernen, die Aneignung von Wissen, das auf dem Erkennen eines Sachverhalts beruht und zur Einsicht bzw. zum Erfassen der Ursache-Wirkung-Zusammenhänge führt. Dieses ermöglicht zielgerechtes Verhalten und ist meistens an einer Änderung desselben erkennbar; z. B. Nikotinabusus verursacht Krebs, also rauche ich nicht mehr.

Sechs Phasen des Lernens durch Einsicht

Nach der kognitiven Lerntheorie von Wolfgang Köhler und Max Wertheimer gibt es sechs Phasen des Lernens durch Einsicht:

- Auftauchen des Problems
  Die Diskrepanz zwischen Ist und Soll erzeugt Spannung und somit das Suchen nach einer Lösung.
- Probierverhalten
  Das Ausprobieren bekannter und bewährter Handlungsstrategien. Ein Misserfolg führt meist zu einer Handlungspause.
- Umstrukturierung
  Das Situationsgefüge wird denkend neu erfasst und umstrukturiert.
- Einsicht und Lösung
  „Aha-Erlebnis"
- Anwendung
  Der Handlungsprozess setzt ein. Bei Erfolg wird er beibehalten.
- Übertragung
  Die gefundene Lösung wird eingeübt und kann per Lerntransfer auf Ähnliches übertragen werden.

Das Lernen durch Einsicht ist ein Zeichen von Intelligenz. Das heißt beim Puzzle Spiel, dass erkannt wird wie die Teile zusammenpassen und nicht mit der *trial and error* Methode probiert wird wie es passen könnte. Der Vorteil im Gegensatz zu Konditionierung ist, dass Risiken beim Irrtum vermieden werden können.

Übung:
Setzen Sie die sechs Phasen auf die Themen Ernährungsprogramme (http://www.abnehmen-mit-genuss.de) und Krebsvorsorge (http://www.aok.de/bundesweit/gesundheit/vorsorge-praevention-krebsvorsorge-28006.php) um.

6 Lehrplaneinheit: Gesundheitswissenschaftliche Forschung

Statistisches Denken wird in naher Zukunft für Menschen in der Zivilisation ebenso wichtig sein wie die Fähigkeit, lesen und schreiben zu können. (H. G. Wells)

6.1 Forschungsprozess

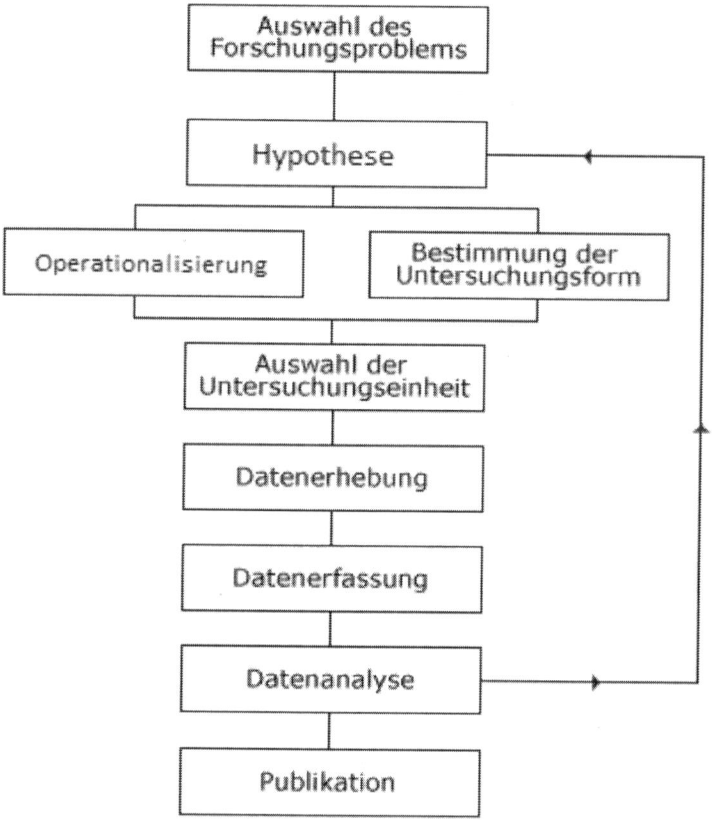

[23]

[23] Modifiziert nach Rainer Schnell, Paul B. Hill, Elke Esser; Methoden der empirischen Sozialforschung, 6. Aufl., München, Wien, 1999.

6.1.1 Qualitative Forschung

Definition: Nicht standardisierte Untersuchungen im Rahmen einer wissenschaftlich orientierten Zielsetzung.

Merkmale qualitativer Forschung:

- Einsatz bei einer bisher noch nicht erforschten Fragestellung
- Inhaltliche Analyse der Fragestellung
- Die Untersuchungsgruppe ist klein, N = 6 - 30 Personen, daher begrenzte Aussagekraft
- Der Untersuchungsgegenstand sind das Erleben, Verhalten und die Perspektiven der Betroffenen
- Die Untersuchungsinstrumente sind das Interview, die Beobachtung, die Feldforschung oder die Einzelfallstudie
- Shadowing - beschreibt die Subjektivität des Beobachteten und des Beobachters
- Weitgehender Verzicht auf Standardisierung
- Die Methode ist ein Prozess von Erhebung - Auswertung - neuer Erhebung - neuer Auswertung ....

Qualitative Forschung ist **keine** Vorstufe der quantitativen Forschung.

Beispiele:

- Phänomenologie. Ziel: Gelebte Erfahrungen genau beschreiben.
- Grounded Theory[24]. Ziel: Auswertung sozialwissenschaftlicher, auf Empirie[25] gestützter, Daten; z. B. „Wie sterben Menschen in amerikanischen Familien?"

---

[24] http://www.pflegewiki.de/wiki/Grounded_Theory. Letzter Zugriff: 22.7.2014.

[25] Empirie = Sammlung von Informationen.

- Ethnografieforschung. Ziel: Analyse einer Kultur, im weiteren Sinne auch Altenheimkultur.
- Biografieforschung. Ziel: Untersuchung psycho-sozialer Phänomene im Zusammenhang mit der Lebensgeschichte einer Person.

Beispiel eines Forschungsprozesses:

- Auswahl des Forschungsproblems – Aufnahme ins Seniorenheim.
- Theoriebildung – Der Bewohner braucht 3 Monate, um sich zu akklimatisieren.
- Bestimmung der Untersuchungsform – Phänomenologie
- Auswahl der Untersuchungseinheit – Altenheimbewohner bei Eintritt, nach vierwöchigem Aufenthalt, nach achtwöchigem Aufenthalt und nach zwölfwöchigem Aufenthalt im Seniorenheim.
- Datenerhebung – standardisierter Fragebogen
- Datenerfassung – Excel Programm
- Datenanalyse – Tabelle, graphische Darstellung
- Publikation: Bisher gibt es noch keine Publikation.

6.1.2 Quantitative Forschung

Definition: Untersuchungsmethode, um Verhalten in Form von Modellen, Zusammenhängen und zahlenmäßigen Ausprägungen möglichst genau zu beschreiben und vorhersagbar zu machen.

Merkmale quantitativer Forschung:

- Zu Beginn festgelegte Hypothese
- Große, repräsentative, randomisierte Untersuchungsgruppe
- Die Messwerte werden miteinander oder mit anderen Variablen in Beziehung gesetzt und die Ergebnisse anschließend auf die Grundgesamtheit generalisiert
- Untersuchungsinstrumente sind der Fragebogen oder das quantitative Interview
- Die Methoden sind vollstandardisiert und strukturiert, d. h. jeder Befragte bekommt möglichst exakt die gleichen Voraussetzungen bei der Beantwortung der Fragen, also gleicher Wortlaut, gleiche Reihenfolge und gleiche Bewertungsskala, um die Aussagen der Befragten untereinander vergleichbar zu machen.[26]

Beispiele für experimentelle Studien:

- Randomisierte kontrollierte Studie (RCT). Siehe 8.1.2
- Kontrollierte klinische Studie (CCT). Wie RCT, doch fehlende Randomisierung.
- Vorher-Nachher-Studie (Prä-Posttest-Design). Dient der Evaluation, z. B. vor Einführung des Pflegestandarts und nach Implementierung des Pflegestandarts.

[26] http://imihome.imi.uni-karlsruhe.de/nquantitative_vs_qualitative_methoden_b.html. Letzter Zugriff: 19.2.2014.

Beispiele für nichtexperimentelle Studien:

- Kohortenstudie. Langzeitstudie, über Jahre, zur Erstellung von Prognosen,
  z. B. 5-Jahres-Überlebensraten bei Krebserkrankungen.
- Fall-Kontroll-Studie. Dient der Erkenntnis von Ursachen und Risikofaktoren für eine Krankheit; z. B. Vergleich des Risikos an Lungenkrebs zu erkranken, bei Rauchern und Nichtraucher.
- Querschnittsstudie. Einmalige Messung eines definierten Parameters in einer Stichprobe; z. B. WHO-Studie, USA, 2013: Marihuana hatten schon einmal 42 % der Befragten geraucht, Kokain hatten bereits 16 % der Befragten konsumiert.[27]

Beispiel eines Forschungsprozesses:

- Auswahl des Forschungsproblems – Verweildauer im Seniorenheim.
- Theoriebildung – Menschen versterben im Durchschnitt nach fünf Jahren, nach Aufnahme in ein Seniorenheim.
- Bestimmung der Untersuchungsform - Kohortenstudie
- Auswahl der Untersuchungseinheit – Trennung nach Männern und Frauen
- Datenerhebung – standardisierter Fragebogen
- Datenerfassung – Excel Programm
- Datenanalyse – Tabelle, graphische Darstellung
- Publikation: Frauen verbringen durchschnittlich neun Monate länger im Pflegeheim als Männer. In den Wohn- und Altenheimen beträgt die mittlere Verweildauer 5,5 Jahre; sie verringert sich mit steigendem Alter bei Heimeintritt von 10,8 Jahren unter den 65-69jährigen auf 2,5 Jahre bei den über 90jährigen.[28]

---

[27] http://www.pharmacon.net/2013/11/marihuana-6/. Letzter Zugriff: 19.2.2014.

[28] http://library.fes.de/fulltext/asfo/00234004.htm. Letzter Zugriff: 25.3.2014.

6.1.3 Fragestellung

Nachdem ein eigenes Thema gefunden wurde und die Literaturrecherche abgeschlossen ist, werden eine oder mehrere Fragestellungen formuliert. Sie dienen der Eingrenzung und Präzisierung des häufig komplexen Untersuchungsgegenstands. Die Fragestellung sollte aus der Literatur abgeleitet, begründet und möglichst präzise formuliert sein. Ist die Fragestellung zu ungenau, kann es schwierig werden, diese zu überprüfen. Im Anschluss an die Fragestellungen werden die Hypothesen formuliert bzw. aus der Fragestellung abgeleitet. Dieser Schritt ist vor allem bei den quantitativen Methoden unerlässlich. Während eine Fragestellung noch unspezifisch formuliert sein kann, muss in der Hypothese erkennbar sein, welche Zusammenhänge oder Unterschiede untersucht werden sollen. Wissenschaftliche Hypothesen müssen somit bestimmten Kriterien genügen.[29]

6.1.4 Studiendesign

Definition: Gesamtheit der Vorgehensweisen im Rahmen einer Studie. Ein gutes Studiendesign versucht Einflüsse, die das Ergebnis eines Testverfahrens verfälschen können, zu verhindern.

[29] http://www.die-wege.de/mod/book/view.php?id=248&chapterid=380. Letzter Zugriff: 19.2.2014.

6.1.5 Forschungsmethoden

Definition: Wissenschaftliche Verfahren und Analysetechniken, die zur Klärung von Fragestellungen dienen.

- Beobachtung: Zielgerichtete, aufmerksame Wahrnehmung von Objekten, Phänomenen oder Vorgängen, gegebenenfalls unter Verwendung technischer Hilfsmittel. Im Gegensatz zu Messungen zielen Beobachtungen weniger auf quantitative Erfassung der Objekte als auf qualitative Daten
- Interview: Befragung durch Fragesteller mit dem Ziel, persönliche Informationen oder Sachverhalte zu ermitteln
- Inhaltsanalyse: Systematische Untersuchung der Inhalte von Kommunikation, die in Form von Texten, z. B. als verschriftlichte Interviews oder Zeitungsartikeln vorliegen
- Experiment: Versuch, Beweis, Prüfung, Probe. Methodisch angelegte Untersuchung zur empirischen Gewinnung von Daten, meist durch Zählungen oder Messungen.

6.1.5.1 Randomisierte kontrollierte Studie

Definition: RCT; randomized controlled trial

Die randomisierte kontrollierte Studie ist in der medizinischen und psychologischen Forschung das beste Studiendesign, um bei einer eindeutigen Fragestellung eine eindeutige Aussage zu erhalten und die Kausalität zu belegen. Die Teilnehmer der Studie werden nach dem Zufallsprinzip ausgewählt. Diese Studie ist zumindest doppelblind angelegt. Somit sind gute Voraussetzungen geschaffen die Gütekriterien zu erfüllen. Die evidenzbasierte Medizin betont die Wichtigkeit von RCTs als beste Grundlage zum empirischen Nachweis der Wirksamkeit medizinischer Behandlungen, um patientenorientierte Entscheidungen zu treffen. Sogenannter „Goldstandard".

6.1.5.2 Blindstudie

Definition: Form eines Experiments, bei der die Versuchspersonen nicht wissen, ob sie der Experimental- oder der Kontrollgruppe angehören. Dadurch wird der Einfluss von Erwartungen und Verhaltensweisen, die durch diese Information ausgelöst würden, eliminiert. Blindstudien sind besonders in der medizinischen und psychologischen Forschung weit verbreitet.

6.1.5.3 Doppelblindstudie

Definition: Form eines Experiments, bei der die Versuchspersonen und der behandelnde Mediziner nicht wissen, wer zur Experimental- oder zur Kontrollgruppe gehört.

6.1.5.4 Dreifachblindstudie

Definition: Form eines Experiments, bei der weder die Patienten noch der behandelnde Mediziner, noch diejenigen, welche die Auswertung durchführen, wissen, wer zur Experimental- oder zur Kontrollgruppe gehört.

6.1.5.5 Gütekriterien

- Objektivität: Die Ergebnisse kommen unabhängig von Einflüssen der Untersucher oder der Untersuchungssituation bei der Durchführung, Auswertung und Interpretation zustande

- Reliabilität: Das Merkmal wird zuverlässig gemessen und ist wiederholt zu reproduzieren

- Validität: Das Verfahren misst genau das gewünschte Merkmal, z. B. die Intelligenz. Mittels dieses Merkmales ist eine diagnostische Entscheidung mit entsprechender Güte zu treffen.

6.1.5.6 Fehlerquellen in Studien

Verzerrung, Bias, systematischer Fehler

- Selektionsbias, d. h. die ausgewählte Stichprobe ist nicht repräsentativ. Deshalb ist Randomisierung wichtig.
- Performance Bias, d. h. unterschiedliche Behandlung der Gruppen durch die Untersucher. Zur Gleichbehandlung werden Blind Studien durchgeführt.
- Attritionsbias, d. h. Verzerrung der Studienergebnisse durch drop outs.
- Beobachter Bias, d. h. Beobachter weiß in welcher Gruppe der Studienteilnehmer ist. Blindstudien schließen den Beobachter Bias aus.

6.1.6 Datenauswertung oder Datenanalyse

6.1.6.1 Datenerhebung

Definition: systematische Beschaffung entscheidungsrelevanter Informationen.

6.1.6.2 Datenauswertung

Statistik ist die Lehre von Methoden zum Umgang mit quantitativen Daten. Sie ist eine Möglichkeit, eine systematische Verbindung zwischen Erfahrung (Empirie) und Theorie herzustellen und zu analysieren.

6.1.6.3 Datenanalyse

Die Datenanalyse verwendet statistische Methoden, um aus erhobenen numerischen Daten Informationen zu gewinnen.

- Die deskriptive Datenanalyse beschreibt die Daten einer ausgewählten Stichprobe oder bei Totalerhebung die Daten der Grundgesamtheit, durch Kennzahlen oder grafische Darstellung, z. B. Tabellen und Diagramme.
- Die inferenzielle Datenanalyse schließt von der erhobenen Stichprobe auf die Eigenschaften der nicht erhobenen Grundgesamtheit. Oft beschränken sich die Aussagen auf abgeleitete Größen wie zum Beispiel den Durchschnitt der Merkmalswerte, welche die Mitglieder der Grundgesamtheit besitzen. Siehe Lebensbaum, Kapitel 8.4.1.
- Die explorative Datenanalyse untersucht und begutachtet Daten, von denen nur ein geringes Wissen über deren Zusammenhänge vorliegt, z. B. die Arzneimittelüberwachung nach Marktzulassung im Hinblick auf unbekannte unerwünschte Ereignisse.

6.1.7 Bewertung von Studien

Die Bewertung von Studien dient dem praktischen Nutzen im Versorgungsalltag.

Sie ermöglicht . . .

- die Gewinnung von Informationen zu diagnostischen Verfahren, z. B. Testgenauigkeit
- die Zusammenfassung mehrerer Studien zu einem großen Ergebnis, z. B. systematische Reviews und Metaanalysen
- die Erstellung von Handlungsempfehlungen und Leitlinien z. B. Health Technology Assessment-Berichte, ärztliche Leitlinien und Patienteninformationen
- die Erstellung ökonomischer Analysen, z. B. Kosten-Effektivitätsanalysen und
  Kosten-Nutzenanalysen
- Qualitative Forschung zur Erschließung eines Themengebiets oder einer Problemstellung z. B. Fokusgruppeninterviews
- die Darstellung psychometrischer Instrumente, z. B. Fragebogenvalidierung.[30]

[30] http://www.tk.de/centaurus/servlet/contentblob/575604/Datei/118484/WINEG-Summer-School-2013-Vortrag-LangnerQualitaet-wissenschaftl-Studien.pdf. Letzter Zugriff: 20.2.2014.

WHI-Studie; Women´s Health Initiative Studie (2002)

Die WHI ist eine randomisiert-kontrollierte Studie, die in den USA durchgeführt wurde. Die Fragestellung der Studie war: Schützen Hormone vor Herzinfarkt bei Frauen nach den Wechseljahren, die keine koronare Herzkrankheit haben? In einer Teilstudie der WHI wurden Frauen mit Gebärmutter untersucht. Das Alter der Studienteilnehmerinnen betrug im Durchschnitt 63 Jahre. Insgesamt wurden 8102 Frauen mit einem Placebo und 8506 Frauen mit einer Kombination aus den Hormonen: Östrogen und Gestagen, behandelt. Nach etwa 5 Jahren wurde die Studie vorzeitig beendet. Die gesundheitlichen Risiken der Einnahme von Hormonen waren höher als der Nutzen. In der Gruppe der Hormonanwenderinnen war unter anderem eine Zunahme an Brustkrebsdiagnosen zu verzeichnen.[31]

Die Ergebnisse können folgendermaßen dargestellt werden:

Von 10.000 Frauen, die das Placebo einnahmen, erhielten pro Jahr 30 Frauen eine Brustkrebsdiagnose. Von 10.000 Frauen, die Hormone ein nahmen, erhielten acht Frauen mehr eine Brustkrebsdiagnose. Von den 10.000 Frauen, die Hormone einnahmen, erlittenen pro Jahr zusätzlich sieben ein KHK-Ereignis, acht einen Schlaganfall und 18 Thrombosen oder Embolien. Dem steht eine Verminderung des Risikos für eine Dickdarmkrebsdiagnose (sechs weniger auf 10.000 Frauen) und einen Oberschenkelhalsbruch (fünf weniger auf 10.000 Frauen) gegenüber.[32]

---

[31] http://www.gesundheit.uni-hamburg.de/upload/WHI.pdf. Letzter Zugriff: 20.2.2014.

[32] Ebenda.

6.1.8 Evidenzbasierung

Evidenzbasierte Medizin

Definition: EbM; evidence-based medicine; auf empirische Belege, also auf eine Sammlung von Informationen, gestützte Heilkunde.

Entwicklungsrichtung der Medizin, die ausdrücklich die Forderung erhebt, dass bei der Therapie eine patientenorientierte Entscheidung auf der Grundlage empirisch nachgewiesener Wirksamkeit getroffen wird.

6.2 Diagnostische Tests

6.2.1 Sensitivität

Die Sensitivität eines diagnostischen Testverfahrens gibt an, bei welchem Prozentsatz erkrankter Patienten die jeweilige Krankheit durch die Anwendung des Tests tatsächlich erkannt wird, d. h. ein positives Testresultat auftritt. Sie wird definiert als der Quotient aus richtig positiven Testergebnissen und der Summe aus richtig positiven und falsch negativen Testergebnissen.[33]

Berechnung: SEN = richtig als krank erkannte Patienten / alle erkrankten Patienten

6.2.2 Spezifität

Die Spezifität eines diagnostischen Testverfahrens gibt die Wahrscheinlichkeit an, dass tatsächlich Gesunde, die nicht an der betreffenden Erkrankung leiden, im Test auch als gesund erkannt werden. Sie wird definiert als der Quotient aus richtig negativen Testergebnissen und der Summe aus falsch positiven und richtig negativen Testergebnissen, also allen Testergebnissen, denen tatsächlich keine Erkrankung zugrunde lag.[34]

Berechnung: SPE = richtig als gesund Erkannte / alle Gesunden

---

[33] http://flexikon.doccheck.com/de/Sensitivit%C3%A4t. Letzter Zugriff: 21.2.2014.

[34] http://flexikon.doccheck.com/de/Spezifit%C3%A4t. Letzter Zugriff: 21.2.2014.

6.2.3 Berechnung prädiktiver Werte

Die Wahrscheinlichkeit, dass ein Test ein positives Ergebnis im Falle einer vorliegenden Krankheit, wie auch im gegenteiligen Fall erbringt, lässt sich beeinflussen. Selbst wenn das Testergebnis ein qualitativ feststellbares Ereignis beinhaltet, z. B. Farbumschlag eines Teststäbchens, beruht dies häufig auf quantitativen Veränderungen, so dass der Punkt des Umschlages prinzipiell verschiebbar ist.

So lässt sich ein Test entweder auf eine höhere Sensitivität oder eine höhere Spezifität einstellen. Die Einstellung auf eine höhere Sensitivität ist einerseits sinnvoll, weil grundsätzlich die Aussicht eine Krankheit auszuschließen, dadurch verbessert wird. Andererseits aber kann die Anwendung eines solchen Tests den Patienten belasten, wenn die damit verbundene Prognose das Vorliegen einer schweren oder gar tödlichen Krankheit beinhaltet. In diesem Falle ist der Mediziner nicht nur mit seinem klinischen, biochemischen und statistischen Wissen gefordert, sondern muss eine ethische Entscheidung treffen. Entweder er wendet den Test nur sehr selektiv an oder verwendet einen Test mit geringerer Sensitivität oder er relativiert dem Patienten gegenüber die Aussagekraft des Tests.[35]

6.3 Epidemiologie

Definition: Seuchenkunde; Teilgebiet der Medizin, das die Verteilung von Krankheiten in einer Bevölkerung und die damit zusammenhängenden Variablen untersucht.

Zwei der wichtigsten Beobachtungsgrößen sind die Inzidenz und die Prävalenz, also die Maße für das Auftreten und die Verbreitung von

[35] http://flexikon.doccheck.com/de/Sensitivit%C3%A4t. Letzter Zugriff: 21.2.2014.

Krankheiten in einer Population. Die Epidemiologie untersucht die Faktoren, die zu Gesundheit und Krankheit von Individuen und Populationen beitragen und legt damit die quantitative Basis vieler Maßnahmen, die im Interesse der Volksgesundheit unternommen werden. Epidemiologische Methoden bilden die Grundlage klinischer Studien. Epidemiologische Untersuchungen spielen auch in der Soziologie und Psychologie eine Rolle, z. B. bei Verhaltensstörungen, Autismus und Selbsttötungen. So können Zusammenhänge mit der Verbreitung dieser Erscheinungen erfasst und möglicherweise beeinflusst werden. Die Epidemiologie befasst sich mit allen Arten von Krankheiten und mit den Faktoren, die Gesundheit und Krankheit beeinflussen, also nicht nur Infektionskrankheiten, wie der veraltete deutsche Begriff „Seuchenkunde" vortäuscht.[36]

6.3.1 Erkrankungsrisiko

- Absolutes Risiko

Definition: Wahrscheinlichkeit während eines bestimmten Zeitraums an einer bestimmten Krankheit zu erkranken oder zu sterben.

- Relatives Risiko

Definition: Das relative Risiko drückt aus, um welchen Faktor sich ein Risiko für eine Erkrankung in zwei Gruppen unterscheidet; z. B. die Mortalität von Herzinfarktpatienten mit Depression ist deutlich höher, als die Mortalität von Herzinfarktpatienten ohne Depression.

- Attributales Risiko

Definition: Kennzahl, die hilft zu beurteilen, wie stark ein bestimmter Faktor zu einer bestimmten Erkrankung beiträgt. Eine konkrete Fragestellung könnte lauten: Wie stark ist der Einfluss von 10 Zigaretten täglich auf das Lungenkrebsrisiko?

---

[36] http://de.wikipedia.org/wiki/Epidemiologie. Letzter Zugriff: 21.2.2014.

- Odds-Ratio

Definition: Chancenverhältnis; die mathematische Division der Chance der Erkrankten durch die Chance der Gesunden, ergibt die odds ratio. Sie entspricht dem Faktor, um den sich die Chance erhöht, durch die Exposition zu erkranken. Beim Nikotinmissbrauch > 40 Packungsjahre steigt die Wahrscheinlichkeit an einem Bronchialkarzinom zu erkranken um den Faktor 37.[37]

6.3.2 Prävalenz

Definition: Krankheitshäufigkeit; sagt aus, wie viele Menschen einer bestimmten Population an einer bestimmten Krankheit leiden, z. B. liegt beim Schlaganfall die Prävalenz in Deutschland bei etwa 600/100.000 Einwohnern.

6.3.3 Inzidenz

Definition: Anzahl der neu Erkrankten in einem bestimmten Zeitraum, z. B. liegt die Inzidenz für den Schlaganfall in Deutschland bei 182/100.000 Einwohnern pro Jahr. Absolut sind dies 150.000 neu aufgetretene Schlaganfälle und rund 15.000 Rezidivfälle pro Jahr.[38]

6.3.4 Morbidität

Definition: Anzahl der Individuen einer Population, die in einem bestimmten Zeitraum eine bestimmte Erkrankung erlitten haben.

---

[37] https://www.lungenkrebs.de/aktuelles/aktuelle-meldungen/lungenkrebs-risiko-und-zigaretten-anzahl. Letzter Zugriff: 21.2.2014.

[38] http://de.wikipedia.org/wiki/Isch%C3%A4mischer_Schlaganfall#Vorkommen_und_H.C3.A4ufigkeit. Letzter Zugriff: 22.2.2014.

6.3.5 Mortalität

Definition: Sterblichkeit; Anzahl der Todesfälle in einem bestimmten Zeitraum bezogen auf die Gesamtpopulation. Die Gesamtpolulation können z. B. alle Einwohner der BRD sein oder auch nur 1.000 Individuen einer Population.

6.3.6 Letalität

Definition: Verhältnis der Todesfälle durch eine bestimmte Erkrankung zur Zahl der Erkrankten.

6.4 Grundlagen der Demographie

6.4.1 Lebensbaum

Die mit dem demographischen Wandel verbundenen Veränderungen stellen die deutsche Bevölkerung vor vollkommen neuartige und sehr komplexe Herausforderungen. Der irreversible Alterungsprozess unserer Bevölkerung als Kern dieses Wandlungsprozesses wird zu gravierenden Veränderungen in der Gesellschaft, in der Politik und in der Wirtschaft führen.

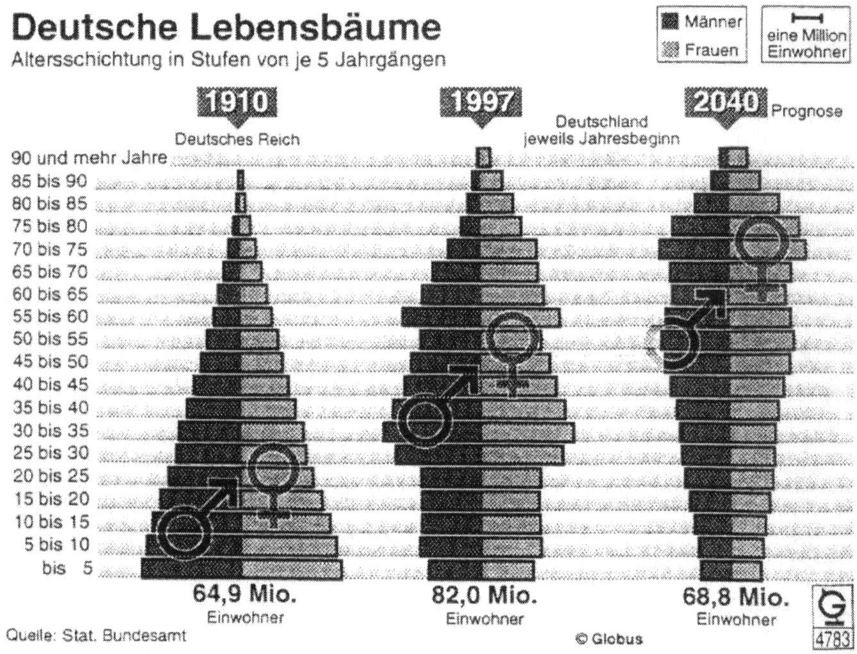

39

---

[39] Statistisches Bundesamt, Wiesbaden, mit freundlicher Genehmigung von Frau Anja Conradi-Freundschuh.

6.4.2 Geburtenrate

Definition: Geburtenziffer; Anzahl der Lebendgeborenen pro Jahr bezogen auf 1000 Einwohner.

6.4.3 Sterberate

Definition: Sterblichkeit; Mortalität; Anzahl der Todesfälle, bezogen auf die Gesamtanzahl der Individuen einer Population.

Nach dem Geburtsrisiko sank 1990 die Sterberate in Deutschland auf ihren Minimalwert für Acht- bis Zehnjährige mit 20 Todesfällen pro 100.000 Personen dieser Altersklasse pro Jahr (*tpj*)[40]. Mit fast 50 % waren Unfälle die Todesursache. Für 15- bis 20-jährige bildeten ebenfalls Unfälle das Hauptrisiko (40 *tpj*), gefolgt von Mord (ca. 18 *tpj* für die USA, 40 *tpj* für Südafrika, 5 *tpj* für Deutschland) und Suizid (12 *tpj*). Mit zunehmendem Alter blieb die Suizidrate und Unfallhäufigkeit nahezu unverändert, während Krankheiten den Hauptanteil an der Sterberate von 800 *tpj* bei den 50- bis 60-jährigen darstellten.[41]

6.4.4 Migration

Definition: dauerhafter Wohnortwechsel von Menschen. Zu unterscheiden sind die transnationale Auswanderung (Emigration) bzw. Einwanderung (Immigration) von der Binnenmigration, innerhalb eines Staates.

---

[40] Todesfälle pro Jahr.
[41] http://de.wikipedia.org/wiki/Mortalit%C3%A4t. Letzter Zugriff: 23.3.2014.

6.4.5 Sozialstruktur

Definition: Einteilungsmöglichkeit von Gesellschaften nach sozialen Merkmalen, z. B. Geschlecht, Alter, Familienstand, Nationalität, Religionszugehörigkeit, Haushaltsgröße, Bildung, Beruf, Einkommen, Gesundheit.

Wie Modellrechnungen des Statistischen Bundesamtes zeigen, kann durch den absehbaren demografischen Wandel in Deutschland die Zahl der Pflegebedürftigen von 2,2 Millionen im Jahr 2007 auf 2,9 Millionen im Jahr 2020 und etwa 3,4 Millionen im Jahr 2030 ansteigen. Die Zunahme bis zum Jahr 2020 dürfte somit 29 % und bis 2030 rund 50 % betragen. In einer langfristigen Betrachtung bis zum Jahr 2050 ergibt sich eine Verdopplung der Zahl der Pflegebedürftigen auf dann 4,5 Millionen.[42]

---

[42] https://www.destatis.de/DE/PresseService/Presse/Pressemitteilungen/2010/11/PD10_429_224.html. Letzter Zugriff: 6.3.2014.

Lehrplaneinheit 7: Notfälle

7.1 Erste Hilfe

Definition: Von jedermann durchzuführende Maßnahmen, um menschliches Leben zu retten, bedrohende Gefahren oder Gesundheitsstörungen bis zum Eintreffen des Rettungsdienstes abzuwenden oder zu mildern. Dazu gehören das Absetzen eines Notrufs, die Absicherung der Unfallstelle und die Betreuung der Verletzten.

Rettungskette:

- Absichern der Unfallstelle / Eigenschutz
- Notruf wählen: 112
- Lebensrettende Sofortmaßnahmen durchführen
- Weitere Erste Hilfe (z. B. Frühdefibrillation, Wundversorgung, Ruhigstellung von Frakturen)
- Rettungsdienst
- Krankenhaus.

Zu den lebensrettenden Sofortmaßnahmen zählen

- Absicherung der Unfallstelle
- Retten aus der Gefahrenzone
- Notruf absetzen
- Herz-Lungen-Wiederbelebung
- Blutstillung
- Schockbekämpfung
- Herstellung der stabilen Seitenlage.

Die Reihenfolge der Hilfeleistungen richtet sich nach der Notfallsituation. Nach einem Verkehrsunfall steht z. B. das Absichern der Unfallstelle und das Retten aus der Gefahrenzone an erster Stelle. Erste Regel bei der Rettung: Eigenschutz vor Fremdschutz! Immer wieder kommen Ersthelfer auf dem Standstreifen der Autobahn zu Tode. Der erste Weg für Verunfallte und Helfer ist hinter die Leitplanke!

Vitalzeichenkontrolle

Definition: Überprüfung einer Person auf Lebenszeichen.

Vitalzeichen:

- Bewusstsein

Überprüfung durch Ansprechen der Person, Berühren der Person, Setzen eines Schmerzreizes. Der Notarzt dokumentiert den Bewusstseinszustand mittels *Glasgow Coma Scale,* (s. u.).

- Atmung

Vorsichtiges Überstrecken des Kopfes, Atemkontrolle mit der Handinnenfläche

- Puls

Palpation des Pulses der arteria carotis (Halsschlagader)

- Blutdruck

Auskultatorische Messung (durch Abhören), bei Lärm palpatorische Messung (durch Abtasten).

- Temperatur

Im Rettungsdienst wird die Temperatur bei Bedarf mit der Hand erfühlt (sehr ungenau). Sie ist bei Unterkühlung, Hitzschlag oder Todeszeitfeststellung von diagnostischer Hilfe. Ein Fieberthermometer wird allerdings nicht ausgepackt, da die Rettung im Vordergrund steht.

Glasgow Coma Scale

Dieses verbreitete Bewertungsschema zur Beschreibung der Bewusstseinslage wurde 1974 von Graham Teasdale und Bryan J. Jennett, zwei Neurochirurgen an der Universität Glasgow, Schottland, entwickelt. Es gibt drei Reaktionen, für die jeweils Punkte vergeben werden:

- Augenöffnung
- Verbale Kommunikation
- Motorische Reaktion

Maximale Punktzahl: 15

Minimale Punktzahl, bei Tod: 3

Bei ca. 7 Punkten sollte der Patient intubiert und beatmet werden.

7.2 Spezielle Notfälle

7.2.1 Diabetes mellitus

	Hyperglykämie, Diabetisches Koma	Hypoglykämie, Diabetischer Schock
Ursachen	Erstmanifestation eines D.m. Unterlassene Injektion Fehler bei der Abmessung der I.E. Fehler bei der Injektion	Injektion einer zu großen Menge Insulin Mangelnde Nahrungszufuhr Starke körperliche Belastung Fieber Alkoholabusus (hemmt Gluconeogenese)
Symptome	Trockene Haut Schlaffe Muskulatur Polydipsie Evtl. Acetongeruch Bewusstlosigkeit Kussmaul Atmung	Schwitzen Unruhe Tremor Heißhunger Tachycardie Bewusstlosigkeit
Diagnostik	BZ > 400mg/dl	BZ < 40 mg/dl
Sofortmaßnahmen beim wachen Patienten	Wasser p.o. Im Krankenhaus: NaCl 0,9 % i.v. Actrapid® i.v. Blasenkatheter Thromboseprophylaxe	Glucose 5 – 20 g oral Fruchtsaft, Cola, Jubin® Glucosesirup 40g = 2,6 BE Notarzt: NaCl 0,9 % i.v. Glucose 40% i.v.
Sofortmaßnahmen beim bewusst-losen Patienten	• Sauerstoffgabe • Stabile Seitenlage	• Sauerstoffgabe • Stabile Seitenlage • Glucagon Emergency Kit

7.2.2 Epilepsie

Definition: Gruppe von Erkrankungen mit zerebral ausgelösten Krampfanfällen.

Ursachen:

- Geburtstrauma
- Enzephalitis
- C_2-Abusus
- Hirntumor
- Intoxikation
- Z. n. (Zustand nach) Schädelhirntrauma.

Auslöser:

- zu wenig Schlaf
- Alkoholabusus oder Alkoholentzug
- aufgeregtes Atmen
- Drogenkonsum
- Laute Geräusche
- Angst
- Aufregung
- Traurigkeit
- Freude
- Autofahren
- Dämmerlicht
- Flackerndes Licht
- Lasershow, Stroboskop
- Schwierigen Text lesen
- Langes Computerspielen
- Lange Fernseher schauen.

Symptome:

- Beim Grand mal Anfall – Ganzkörperkrämpfe.
- Beim Jackson Anfall – Zucken eines Armes
- Bei der Absence – kurzzeitige Bewusstseinsstörung.

(Dies ist nur eine Auswahl von Anfallsmöglichkeiten).

Diagnostik:

- Blickdiagnose
- EEG (Elektroencephalogramm).

Therapie:

- Valproinsäure, z. B. Orfiril®, für generalisierte Anfälle
- Carbamazepin, z. B. Tegretal®, für fokale Anfälle
- Ketogene Diät.

Komplikation: Status Epilepticus, Krampf > 10 Min.

Ursachen:

- Ausschleichen der Dauermedikation
- Psychische Stressoren, z. B. Streit
- Physische Stressoren, z. B. Alkohol, Stroboskop.

Therapie:

- Notarztindikation
- Diazepam z. B. Valium® 10 mg, i. v.
- Sauerstoffgabe
- Letzte Reserve: Trapanal® 500 mg, i. v., Intubation, Beatmung.

7.2.3 Herzinfarkt

Definition: Myokardnekrose nach Obliteration einer Koronararterie. (Absterben des Herzmuskelgewebes nach Verschluss eines Herzkranzgefäßes).

Ursache:

- Arteriosklerose.

Symptome:

- Angina pectoris (AP, Brustenge)
- Dyspnoe (erschwerte Atmung).

Diagnostik:

- EKG (Elektrokardiogramm)
- Troponin T Test.

Notfalltherapie:

- Sauerstoffgabe per Maske
- Heparin 5000 IE, i. v.
- Aspisol® 500 mg, i. v.
- Die Gabe von 10 mg Morphium i. v. ist meist obsolet, da die AP-Beschwerden nach Gabe der blutverdünnenden Medikamente von alleine verschwinden. Außerdem führt Morphium zu Übelkeit und erfordert die gleichzeitige Gabe von 20 mg Paspertin®, um das Erbrechen des Patienten zu verhindern.

7.2.4 Verbrennungen

Definition: Schädigung der Haut durch Hitzeeinwirkung.

Ursachen:

- Sonnenstrahlen
- Feuer
- Glühende Gegenstände, z. B. Herdplatte.

Symptome / Stadieneinteilung

- Stadium I: Erythem (Rötung) und Ödem (Schwellung), narbenlose Abheilung
- Stadium II: Blasenbildung und Exsudation (Nässen), je nach Tiefe der Verbrennung Abheilung mit oder ohne Narbenbildung
- Stadium III: Verkohlung, Analgesie (Schmerzfreiheit), bei großflächigen Verbrennungen entstehen Narbenkontrakturen.

Diagnostik:

9er-Regel. Errechnung der verbrannten Körperoberfläche. Lebensgefahr besteht bei Verbrennung von mehr als 50 % der Körperoberfläche. In diesem Fall liegt die Letalität (Sterblichkeit) bei 60 – 100 %, je nach Alter und Allgemeinzustand.

Notfalltherapie:

- Kühlen, kühlen, kühlen
- Wärmeerhalt des restlichen Körpers
- sterile Abdeckung
- Ringer Lsg. 1000 ml, i. v..

9er Regel:[43]

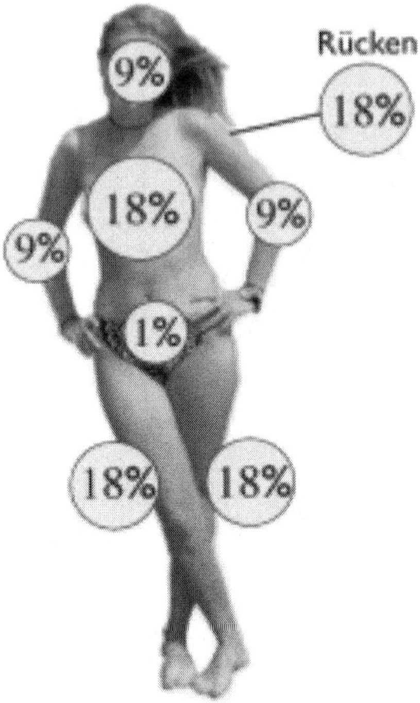

[43] http://www.pflegewiki.de/images/thumb/f/f7/Neuner_Regel01.jpg/180px-Neuner_Regel01.jpg. Letzter Zugriff: 28.4.2015.

7.2.5 Anaphylaxie

Definition: Allergische Reaktion.

Ursachen:

- Nahrungsmittelunverträglichkeit
- Medikamentenunverträglichkeit
- Wespenstich
- Transfusionsreaktion.

Symptome: Stadieneinteilung

- Stadium I: Flush (plötzliche Hautrötung), Urtikaria (Nesselsucht)
- Stadium II: Blutdruckabfall, Dyspnoe
- Stadium III: Schock, Bronchospasmus, Dyspnoe, Bewusstseinseintrübung
- Stadium IV: Herz-Kreislauf-Stillstand.

Diagnostik:

- Blickdiagnose
- Blutdruckmessung.

Notfalltherapie:

- Sauerstoffgabe per Maske
- Fenistil® oder Tavegil® (Antihistaminica) eine Ampulle, i. v.
- Urbason® (Kortison) 250 mg, i. v.
  Das Antihistaminicum wird zuerst appliziert, da es sofort wirkt. Das Kortison wirkt auch bei i. v.-Gabe erst nach ½ Std.. Weiterhin wird das Kortison als Trockenpulver hergestellt und muss mit Lösungsmittel aufgeschüttelt werden, bis das Pulver sich aufgelöst hat. Das braucht Zeit.
- Bei Kreislaufschock wird die Adrenalingabe nötig. Hierzu wird eine Ampulle (1 ml = 1 mg Adrenalin) mit Lösungsmittel auf 10 ml aufgezogen. Der Arzt kann dann nach Bedarf aus der Hand titrieren. Da Adrenalin ein Hormon ist, hat es eine kurze Halbwertszeit und wirkt nur drei Minuten.

7.2.6 Hyperventilation

Definition: Tachypnoe, schnelles Atmen. Unnatürlich gesteigerte Atmung, welche vom Körper nicht benötigt wird. Häufig bei Frauen zwischen 12 und 30 Jahre.

Pathophysiologie:
Das CO_2 im Körper ist als Kohlensäure (H_2CO_3) gebunden. Wenn vermehrt CO_2 über die Lunge abgeatmet wird steigt der pH-Wert in Körper an (Alkalose). Hierdurch werden am Transportprotein Albumin Bindungsstellen frei. Diese werden mit Calciumionen besetzt, was zu einer verminderten Konzentration der freien Calciumionen im Blut führt. Folglich können die Natriumkanäle der Muskulatur kaum noch mit Calcium interagieren, was zu Muskelkrämpfen bzw. Pfötchenstellung der Hände führt.
Im Gehirn führt die verminderte CO_2-Konzentration zu einer Vasokonstriktion (Gefäßverengung) und somit zu Schwindel und Ohnmacht.

Ursachen:
psychischer Stress, Panik;
z. B. der Freund hat Schluss gemacht, Aufregung bei einer Klassenfahrt.

Symptome:

- Tachypnoe (Atemfrequenz > 25 Atemzüge / Minute)
- Erregungszustand
- Herzrasen
- Zittern
- Kribbeln in den Armen und Beinen
- Pfötchenstellung (hypokalzämischer Krampf bei respiratorischer Alkalose)
- Schwindel
- Benommenheit
- Bewusstlosigkeit.

Diagnostik:

- Blickdiagnose
- Anamnese (z. B. Freund hat Schluss gemacht)
- Meist nicht notwendig: Blutgasanalyse (BGA): Sauerstoffpartialdruck (pO_2) und Sauerstoffsättigung (spO_2),
  pH-Wert, Kohlendioxidpartialdruck (pCO_2), Bikarbonat (HCO_3) und BE (Basenabweichung).

Notfalltherapie:

- Talking down (Beruhigung)
- In eine Tüte oder die Hände atmen
- Valium® 10 mg, i. v..

Der spezielle Fall:

Notarzteinsatz: Ein heißer Sommertag. Anfahrt zur Autobahnraststätte. Eine Schülerin liegt schnell atmend und benommen im Gepäckladeraum eines Reisebusses. Sie zeigt bereits eine Pfötchenstellung der Hände. Die Lehrerin zeigt mir ein Rezept vom Hausarzt worauf steht: Valium hilft nicht, gleich Morphium geben. Da die 16-jährige einen zarten Körperbau hat, versuche ich es dennoch mit Valium. 10 mg, keine Verlangsamung der Atemfrequenz, nochmal 10 mg, keine Verlangsamung der Atemfrequenz. Mit zusätzlichen 3 mg Morphium hat sich die Patientin endlich beruhigt. Dann haben wir sie mit dem Rettungswagen zur Überwachung im Krankenhaus mitgenommen.

7.2.7 Sonnenstich

Definition: Schwellung der Meningen (Hirnhäute) durch direkte Sonneneinstrahlung.

Ursache:

- lange Sonnenexposition ohne Kopfbedeckung.

Symptome:

- Kopfschmerzen
- roter Kopf
- Nackensteifigkeit
- Emesis (Erbrechen)
- Apathie (ohne Teilnahme).

Diagnostik:

- Anamnese.

Notfalltherapie:

- Schatten
- Kopf kühlen
- Novalgin 1000 mg, i. v. (gegen Schmerzen)
- Paspertin® 20 mg, i. v. (gegen Erbrechen)
- Sauerstoffgabe.

7.2.8 Aspiration

Definition: Inhalation eines Fremdkörpers oder von Magensaft in die Trachea (Luftröhre).

Ursachen:

- Verschlucken
- Bewusstlosigkeit.

Symptome:

- Inspiratorischer Stridor (Atemgeräusch beim Einatmen)
- Dyspnoe
- Zyanose (blaue Haut).

Diagnostik:

- Blickdiagnose
- Laryngoskopie (Kehlkopfspiegelung).

Notfalltherapie:

- Schläge zwischen die Schulterblätter
- Heimlich Handgriff
- Sauerstoffgabe, 10 l / Min. per Maske
- Cricotomie (Luftröhrenschnitt).

Therapie im Krankenhaus:

- Bronchoskopie (Spiegelung der Bronchien), z. B. zur Extraktion einer Erdnuss
- Bronchiallavage (Spülung der Bronchien), bei Magensaftaspiration.

7.2.9 Intoxikation

Definition: Vergiftung; versehentlich oder in suizidaler Absicht verursachte Überdosierung eines Toxins (Giftes).

Ausschlaggebend für die Vergiftung ist die Menge eines Stoffes pro Zeiteinheit. Wird eine große Menge eines eigentlich ungiftigen Stoffes in kurzer Zeit zugeführt, kann dieser eine Intoxikation hervorrufen. *Die Dosis macht das Gift.*[44] 2015 starb beim Ironman in Frankfurt ein Sportler an einer Hyponatriämie, weil er zu viel Wasser trank.[45]

Ursachen:

- Alkoholvergiftung
- Tablettenvergiftung
- E 605- Vergiftung
- goldener Schuss
- Pilze
- Kind trinkt Spülmittel.

Symptome:

- Nausea (Übelkeit)
- Emesis (Erbrechen)
- Schwindel
- Bewusstlosigkeit.

---

[44] Paracelsus; Arzt, Alchemist, Astrologe, Mystiker. 16. Jh..

[45] http://www.zeit.de/sport/2015-07/triathlon-frankfurt-wasser-hyponatria-emie. Letzter Zugriff: 21.6.2017.

Diagnostik:

- Anamnese.

Notfalltherapie nach Ursache:

- Antidot (Gegengift) z. B.
  Valium® - Anexate®
  Fingerhut – Digitalis-Antidot
  Opiate – Narcanti®
  E 605 – Atropin
  Kohlenmonoxid – Sauerstoff
  Brandgase – Auxiloson Spray®
  Fliegenpilz – Physostigmin
  Knollenblätterpilz – Penicillin G
- Alkohol und Tabletten - Magen auspumpen
- Spülmittel – Sab simplex®, gegen Blasenbildung
- Lithium, Aspirin® - Dialyse (Blutwäsche).

Info: Vergiftungszentrale anrufen.
Notfalltelefon Berlin: 030 - 19 240.

7.3 Herz-Kreislauf-Stillstand und Cardio-Pulmonale-Reanimation

Ursache	Kammerflimmern oder – flattern **80 %**	Asystolischer Herz-stillstand **20 %**
EKG	Kammerflimmern Kammerflattern	Asystolie Nulllinie
Therapie	Merke: Keine Zeit verlieren durch: Auskultation, Puls tasten, RR-Messung, EKG. Sofort Reanimation! Blick auf die Uhr.	
BLS	Basic Life Support = BLS C – A – B – Regel = chest compressions – airway – breathing Herzdruckmassage : Beatmung = 30 : 2 **Wichtig:** Wenn aus psychologischen oder infektionspräventiven Gründen Mund-zu-Mund-Beatmung abgelehnt wird, ist Nur-Kompressions-HLW erlaubt!	
ALS	Eine Defibrillation – 360 Joule Bei Erfolglosigkeit den Zyklus wiederholen: CPR 2 Minuten, 1 Defibrillation Venenzugang Adrenalin 1mg Adrenalin + 9 ml NaCl 0,9 % alle 3 – 5 Minuten i. v. Intubation, Beatmung	CPR, 2 Minuten Venenzugang 1mg Adrenalin + 9 ml NaCl 0,9 % alle 3 – 5 Minuten i. v. Intubation, Beatmung
Erfolgskontrolle: ROSC = return of spontaneous circulation		

ALS = Advanced Life Support
BLS = Basic Life Support
CPR = Cardio-Pulmonale-Reanimation
HLW = Herz-Lungen-Wiederbelebung.
ROSC = Spontanzirkulation kommt zurück
C – A – B = drücken - Atemwege frei machen – beatmen

Der plötzliche Herztod ist Todesursache Nr. 1 in der westlichen Welt.
In ca. 55 % ist der plötzliche Herztod die Erstmanifestation einer nicht bekannten Herzerkrankung.

Empfehlung:

- http://doc-hanefeld.de/medizin/pharmaka.shtml
- Hitzenstern von, Ulrich, Notarzt-Leitfaden, München, 2010.
- Müller, Sönke, Memorix Notfallmedizin, Stuttgart, 2011.

Auch bei amazon erschienen:

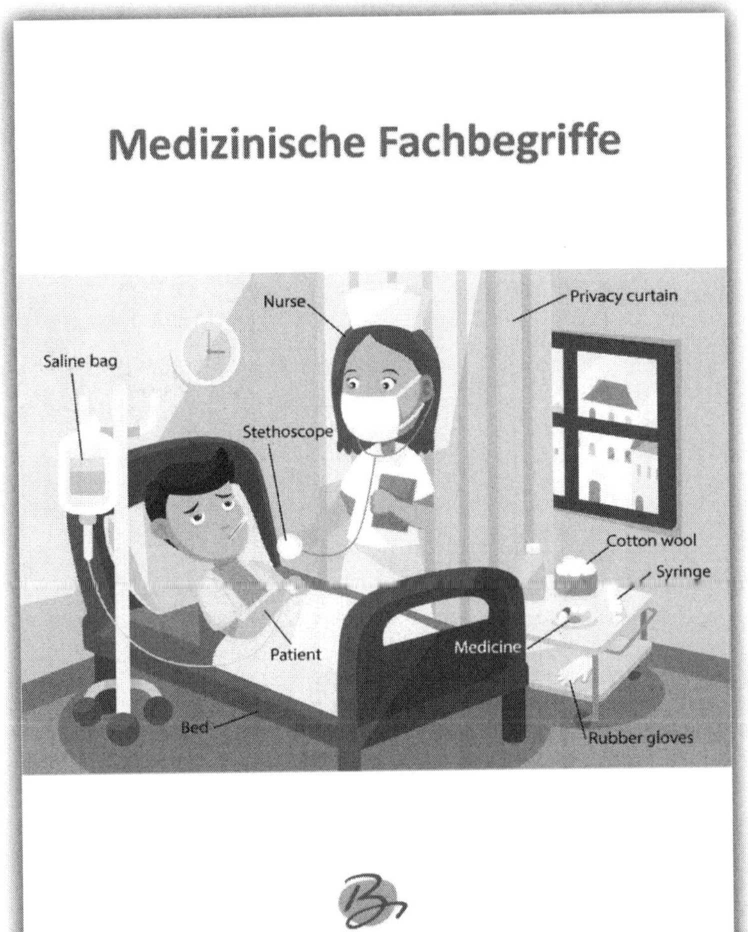

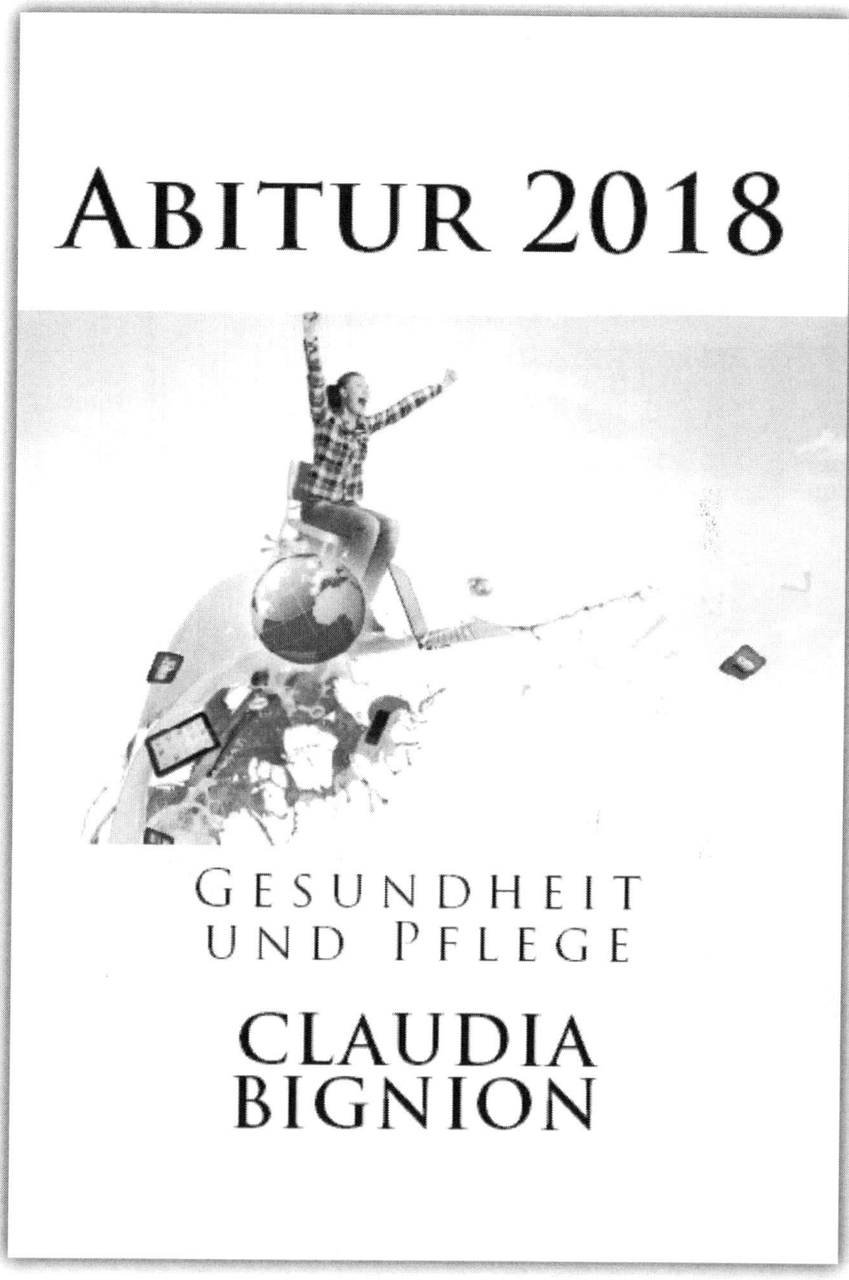
ABITUR 2018
GESUNDHEIT
UND PFLEGE
CLAUDIA
BIGNION

Printed in Poland
by Amazon Fulfillment
Poland Sp. z o.o., Wrocław

80564055R00116